# 颈肩腰腿痛怎么办？

尹德铭 / 编著

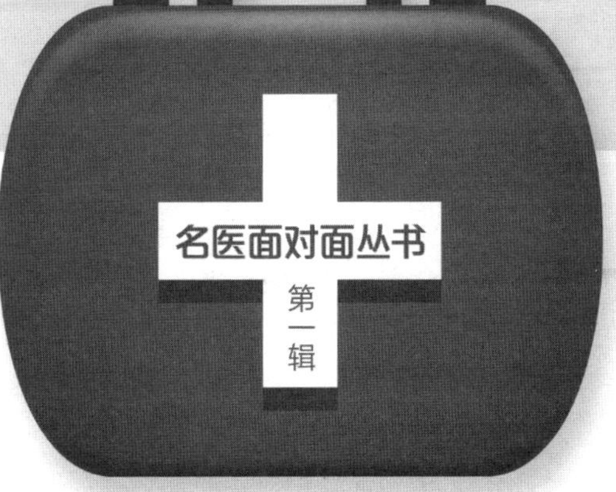

SPM 南方出版传媒
广东科技出版社 | 全国优秀出版社
·广 州·

**图书在版编目（CIP）数据**

颈肩腰腿痛怎么办？/ 尹德铭编著．—广州：广东科技出版社，2018.4（2018.11重印）
（名医面对面丛书．第一辑）
ISBN 978-7-5359-6860-9

Ⅰ．①颈…　Ⅱ．①尹…　Ⅲ．①颈肩痛－防治－问题解答 ②腰腿痛－防治－问题解答　Ⅳ．①R681.5-44

中国版本图书馆CIP数据核字（2018）第023452号

**颈肩腰腿痛怎么办？**
Jingjianyaotuitong Zenmeban？

责任编辑：马霄行
封面设计：柳国雄
责任校对：谭　曦
责任印制：彭海波
出版发行：广东科技出版社
（广州市环市东路水荫路11号　邮政编码：510075）
http: //www.gdstp. com. cn
E-mail: //gdkjyxb@gdstp. com.cn（营销）
E-mail: //gdkjzbb@gdstp. com.cn（编务室）
经　销：广东新华发行集团股份有限公司
排　版：广州市友间文化传播有限公司
印　刷：佛山市浩文彩色印刷有限公司
（佛山市南海区狮山科技工业园A区　邮政编码：528225）
规　格：889mm×1 194mm　1/32　印张6.375　字数200千
版　次：2018年4月第1版
2018年11月第2次印刷
定　价：25.00元

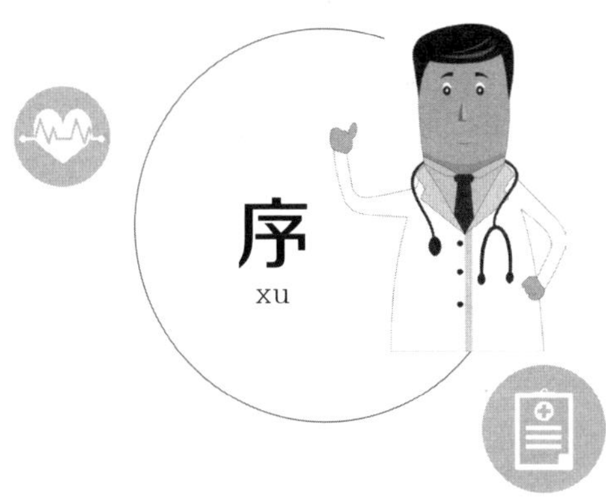


# 序

改革开放以来，中国保持快速发展，经济总量跃升至世界第二。过去五年，中国以超过10万亿美元的经济体量实现中高速增长，对世界经济平均贡献率达到30%左右。

在“撸起袖子加油干”的当下，全面建设小康社会，实现全民健康是我们一起努力的方向。砥砺奋进的这些年，在快节奏、高强度工作压力下，管理健康显得尤为重要。目前，高血压、糖尿病等慢性非传染性疾病成为威胁民众健康的杀手，这些病呈现“三高三低”的特点：患病率高、致残率高、死亡率高，知晓率低、治疗率低、控制率低。中国人口基数大，高血压、糖尿病患者是庞大的群体，如果不控制好基础病，继发诸多并发症，对患者、家庭、社会、政府而言都是沉重的负担。此外，胃病、甲状腺疾病、颈肩腰腿痛的发病率也呈逐年上升趋势。

即使在北京、上海、广州、深圳等经济发达、医疗资源较为集中的地区，即使患者挂号看知名专家，由于时间有限，专家也来不及把更多的健康知识告诉患者，因此患者的健康教育需要在医院以外拓宽更广阔的舞台。广东广播电视台南方生活广播品牌节目《名医面对面》，多年来成为听众信赖、专家认可的节目。近年来，在“互联网+”的大潮下，我们致力打造品牌节目，深耕传统电台节目，2013年打造公益品牌活动：大爱有声“爱心伴你行，百位名医进社区”公益行动，至2017年年底，共举办近两百场公益活动，走进中小学校园、老年大学、社区广场、图书馆甚至水上巴士，把名医服务送到大众身边。同时，在南方生活广播官方微信公众号（SLR936）、触电直播、粤听APP等助力下，打破地域的局限，让节目传播得更远更远。在2017年第四届全国广播电视民生影响力调查中，《名医面对面》获广播时尚生活类型10强品牌栏目称号；大爱有声“爱心伴你行，百位名医进社区”公益行动荣获广播电视品牌活动称号。

有人形容“电台节目像一阵风”，可听的节目随风而逝，尤其是中老年人，左耳朵进，右耳朵出，当时道理听得很明白，过了几天，听完也就忘了。如何把专家的专业知识变为可收藏、随时查阅的作品？书籍无疑是最值得信赖的朋友。南方生活广播与广东科技出版社是长期合作的战略合作伙伴，之前紧密合作出版的多套科普丛书，曾获广东省、广州市优秀科普读物奖。此次，我们再度携手，重磅推出《名医面对面》系列丛书，本次出版的是第一辑，共5本。

本套丛书的作者，都是临床一线的知名专家，包括：

《糖尿病怎么办？》作者：中山大学附属第三医院内分泌科主任、博士生导师曾龙驿教授；

《甲状腺疾病怎么办？》作者：广东省中医院内分泌科主任魏华教授；

《高血压怎么办？》作者：广州中医药大学第一附属医院心血管科主任李荣教授；

《胃病怎么办？》作者：广州中医药大学博士生导师佘世锋教授；

《颈肩腰腿痛怎么办？》作者：暨南大学附属顺德医院康复科主任尹德铭主任中医师。

以上五位专家，都是深受患者喜爱的好大夫，他们在繁忙的医、教、研工作中，抽出宝贵的时间，用大众容易读懂的通俗笔触，把深奥的医学知识解释清楚明白，把自我健康管理的能力交到患者手中。“授人以鱼不如授人以渔”，希望每位患者都学会管理健康，从容面对压力，掌握好生活节奏，做自己的“保健医生”，把健康牢牢掌握在自己手中。本套丛书的出版，受惠的是广大的患者、听众与读者，在碎片化阅读的当下，让我们一起回归书籍阅读，健康让生活更美好！

全国健康节目金牌主持人

南方生活广播节目部副主任监制、主持人、记者

林伟园

2018年元月

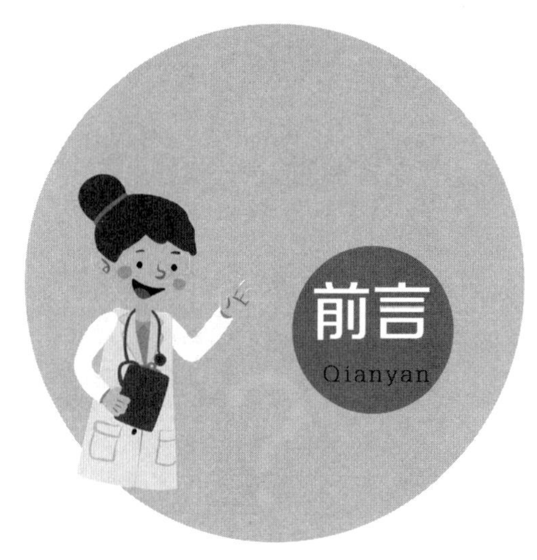


# 前言

颈肩腰腿痛是康复科门诊的常见病、多发病，近年来，发病呈现年轻化、低龄化趋势，这与我们现代人长时间使用电脑、手机、iPAD，低头工作，姿势固定，缺乏运动等众多不良习惯有关。

颈肩腰腿痛虽然不至于危害生命，但影响生活质量，让人感觉困扰。在《颈肩腰腿痛怎么办？》一书中，笔者把自己在临床上碰到的常见问题，加以总结提炼，尝试把复杂的医学道理，用生动、通俗、易懂的语言，以问答的形式简洁明了地表达出来，务求让读者轻松读懂，让患者学会自我保健，注意日常站、立、行的正确姿势，远离不良生活习惯，摆脱颈肩腰痛的困扰。

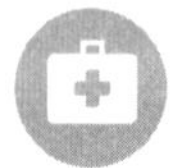

然而，每一位患者都是独立的个体，自然病

情甚少雷同，因此每一个症状都需要医生认真分析。对于临床上碰到的各种各样问题，因为篇幅所限，本书也无法悉数列举，而且鉴于本人水平有限，对一些问题的看法或思路难免会有偏颇与错漏，希望得到广大读者及同行的批评指正。

笔者深知“学海无涯”，医生更是一个需要终生学习的职业，这本书的编写过程，也是笔者自我学习与提升的过程。希望在这本家庭保健小书中，能将门诊匆忙间来不及与你详聊的话娓娓道来，希望你想问的问题，能在书里找到答案。“有时治愈，常常帮助，总是安慰”，就像这句关于医生的名言说的那样，做一个有温度的好医生，一直是笔者从医的理想。

在本书的编写过程中，笔者得到了暨南大学附属顺德医院康复医学科同事们的大力支持，特别是赵建华、方向延、潘冠佳、朱智文、郑富绅、邓恩情、胡小毅等同事的帮助，在此表示感谢！

尹德铭

2017年11月

# 目录

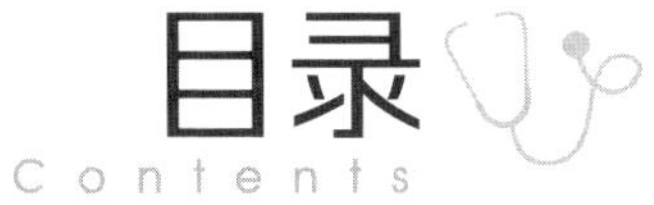


## 第一部分 认识脊柱



## 第二部分 了解颈肩腰腿痛

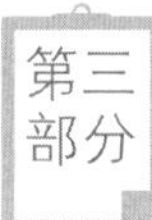


## 了解骨质增生和骨质疏松



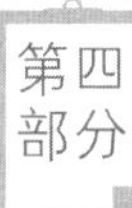


## 颈肩腰腿痛需要做的检查



第五部分

## 关于颈痛的问题

## 第八部分 颈肩腰腿保健操

# 第一部分

# 认识脊柱

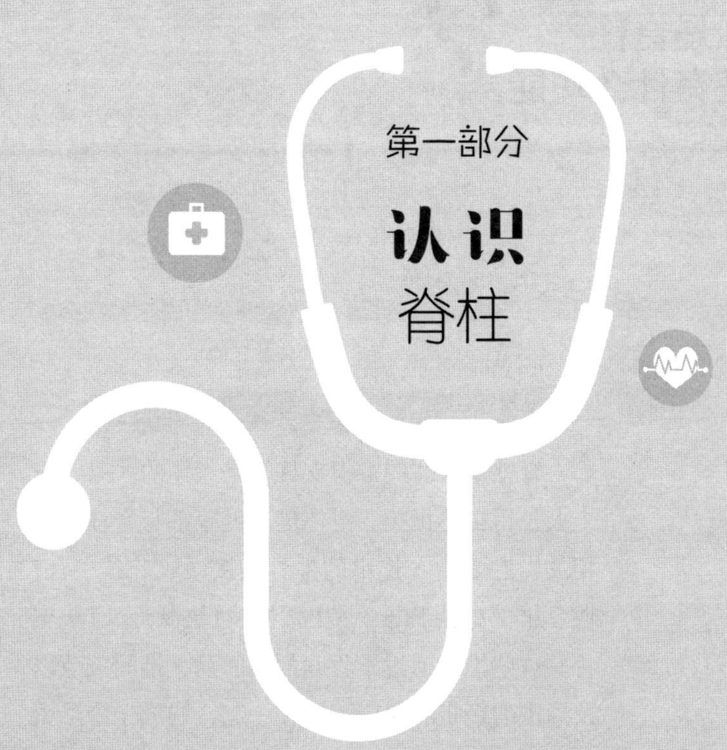

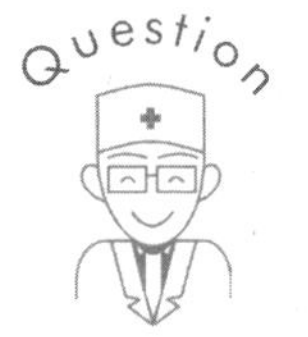


# 1. 什么是脊柱？脊柱有什么功能？

## （1）脊柱——人体的定海神针

脊柱是人体的中枢支柱，是人体的大梁，一个人长得挺不挺拔、身体健不健康都与脊柱密切相关。它是由一连串的椎骨连接而成，其中有7块颈椎、12块胸椎、5块腰椎、1块骶骨、1块尾骨。这些椎骨通过椎骨间的椎间盘、椎间关节以及周围的韧带和肌肉连结在一起，构成一个严密稳定的动态力学平衡结构。

## （2）脊柱的形态——曲则有情

现在大家都讲究曲线美，特别是对女性来

说，“曲”让女性风情万种。其实人体的脊柱也有这个嗜好，也喜欢“曲”，当然，大自然造物可不是这么简单理解的。

整个脊柱从正面看为一直线，但是从侧面看是呈“S”形，有四个生理弯曲，颈部向前凸，胸部向后凸，腰部向前凸，骶部向后凸，如右图。从生物力学角度分析，人体脊柱的正常生理曲线对维持人体正常运动功能是相当重要的。

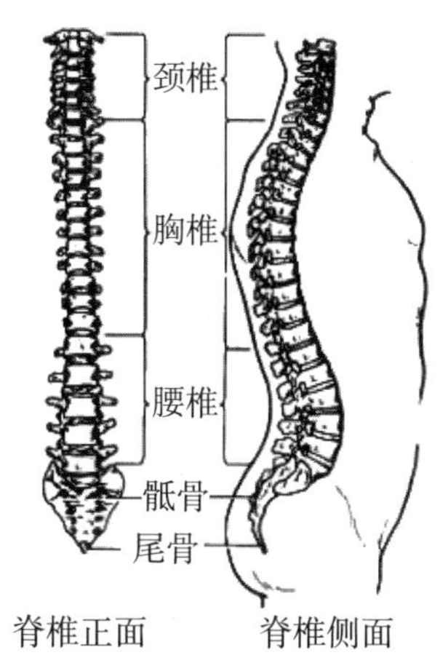

脊椎正面　脊椎侧面

## （3）脊椎骨——组成脊柱的基石

脊椎骨是组成脊柱的基石，脊椎骨由椎体、椎弓和骨突三部分组成，由椎体和椎弓所围成的圆孔称为椎孔。整个脊柱的椎孔相连成管状称为椎管，椎管腔内有脊髓通过。从第二颈椎到骶管，每两个椎体间有一个椎间盘，共23个，约占脊柱全长的1/4。相邻两个椎体之间各有一个椎间孔，由脊髓发出的神经即由此穿出。椎骨中的椎体用以负重，椎弓用以保护脊髓和神经，而棘突和横突属于骨突，是韧带和肌肉的支撑点，相邻的椎体由椎间盘和韧带相连结。

## （4）脊柱的家族成员

### 颈椎

颈椎就是颈段脊椎，由7块颈椎、6个椎间盘（第一、第二颈椎间无椎间盘）和所属韧带构成。上连颅骨，下接第一胸椎，周围为颈部肌肉、血管、神经和皮肤等组织包绕。颈椎骨骼小，上面负担着较大体积和重量的头颅，同时颈椎具有伸屈、旋转及侧屈等较大幅度的运动范围，因而在力学上形成了不稳定的骨骼结构，在生理状态下，它们借助坚强的骨骼和软组织得以保持平衡。

第一颈椎与头颅的枕骨相连接，构成寰枕关节。寰枕关节的运动可以使颈部屈伸，完成点头与仰头的动作。

第二颈椎又名枢椎，是颈椎骨中最坚固者，与第一颈椎构成寰枢关节。寰枢关节是控制颈部旋转活动的主要关节，可使颈部左右旋转，完成向两侧转头的动作。

其他五个颈椎的形态与胸椎及腰椎等典型椎体的形态大致相同。

## 胸椎、腰椎

胸椎和腰椎一般都有典型的椎体形态，由前方的椎体和后部的椎弓构成，椎体和椎弓围成一孔，称为椎孔。椎骨排列连接起来以后，各个椎骨的椎孔也相互连成一个长的管道，称为椎管，椎管中容纳有脊髓等组织。我们平时所触摸到的后背骨性突起就是椎弓后部的棘突。

## 骶椎、尾椎

成年人的骶骨由五个骶椎融合而成，是脊椎骨中最坚强的骨块，呈三角形。位于脊柱下段骨盆的后方，上承腰椎，下连尾椎，两侧与左、右髋骨形成关节组成骨盆。骶骨的后面突出且粗糙，中线处有由棘突融合而成的骶中嵴，骶中嵴下端的三角形裂孔为骶管裂孔，麻醉时可经此孔向骶管内硬膜外腔进针打麻药。骶中嵴外侧有与其平行的左右两条骶关节嵴，系由关节突融合而成，其下端止于骶角并与尾骨相接。骶关节嵴的外侧有四对骶后孔，内通骶管，为骶神经后支和血管的通道，也是中医“八髎穴”所在。

尾骨位于脊柱的末端，与骶骨形成关节，由3～5块退化的尾椎融合而成。

## 椎间盘

在椎体与椎体之间有一种叫作椎间盘的软组织。椎间盘的主要成分是胶原蛋白多糖和水分，形状像一个小圆饼。它由纤维环和髓核组成，含有很多水分，具有良好的弹性，可随脊柱所受压力的变化而变化。早上，由于卧床休息了一夜，椎间盘压力减小，水分回吸，高度略有增加；傍晚，由于站了一天，长时间受体重压力，水分外渗，高度稍有下降。脊柱的长度中，椎体占3/4，椎间盘占1/4。身体所有椎间盘，包括腰椎间盘在内，共有20多个，如每个增加1毫米，早、晚身高相差可达到2～3厘米。青少年腰椎间盘含水量多，弹性大，早、晚测量身高即可发现这种变化。

## 脊髓

在脊柱形成的椎管里，有从大脑发出的神经中枢——脊髓通过。脊髓上端平枕骨大孔处，与延髓相连，下端在成人平第一腰椎体下缘，呈前、后稍扁的圆柱形，全长粗细不等，脊髓末端变细，称为脊髓圆锥，向下延为细长、无神经组织的终丝，向上与软脊膜相连，向下在第二骶椎水平以下由硬脊膜包裹，止于尾骨的背面。各种原因导致的椎管狭窄，刺激脊髓就会产生各种各样的临床症状，也是临床上较难处理的病症之一。

### 椎间孔

椎间孔是脊神经的必经之道。脊髓位于椎管内，通过每个椎骨间连接而成的椎间孔向外发出一对脊神经，脊神经从颈椎开始一直到腰椎都有，支配着不同的区域和脏器。因此，椎间孔就成了脊神经的必经之路，脊柱的变形、退化、增生都会影响或刺激脊神经根，从而出现一系列的临床症状。有时候，很多颈肩腰腿的问题治来治去效果不好，但通过调节脊柱关节，改善脊神经的压迫，症状就会得到缓解甚至消失。

## （5）脊柱的功能

◎脊柱是人体的中轴骨骼，是身体的支柱，有支持体重，平衡和传导头、躯干及上肢的重量和附加应力的作用。

◎脊柱可以缓冲作用于脊柱的暴力、吸收震荡，保护脊髓及其神经根。脊柱有4个生理弯曲，形如一个大弹簧，具有良好的缓冲震荡的能力，可加强姿势的稳定性。椎间盘如同海绵垫，有减缓震荡的作用，在做剧烈运动时，可防止颅骨和脑的损伤。

◎脊柱与胸、肋骨组成胸腔，与髋骨组成盆腔，对保护相对应的脏器有重要作用。

◎脊柱也是许多骨骼肌及其韧带的附着部位，在人体屈、伸、侧屈和旋转等动作中起到中轴作用。

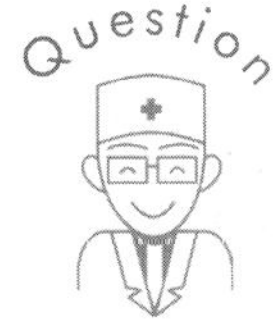


# 2. 人体如何完成抬头、弯腰、转身等动作？

人体是一个无比完美的系统。虽然科技发展很快，甚至智能机器人在围棋比赛中战胜了世界冠军，但是，人体的运动、灵性、思维之精密仍然是无与伦比的。在人们日常的生活中，抬头、弯腰、转身等动作，与脊柱的运动及其生理结构密切相关。脊柱作为一个整体，运动范围较大，如沿冠状轴可做屈伸运动（如低头抬头、弯腰伸腰），沿矢状轴可做侧屈运动（如头颈身的左侧弯、右侧弯），沿纵轴可做回旋运动（如转身、转头）等。

人们在日常生活中做动作时，离不开脊柱与脊柱周边的肌肉、韧带与关节，参与的主要有人体的神经系统、骨骼系统、肌肉系统等。

### （1）头颈部运动时，是谁在工作？

头颈部运动主要由寰枕关节（由第一颈椎和头颅的枕骨构成，起到连接头与颈的作用）与颈椎椎骨之间的椎间关节负责。这些关节周围分布着许多肌肉，大大小小有30多对，这些肌肉都有各种各样的工作，它们协助颈椎之间的关节完成人体抬头、低头、转头、侧屈头部等动作。

颈部周围的肌肉有一部分分布在颈椎后面，如斜方肌、肩胛提肌、头夹肌、颈夹肌等，这些肌肉的起点大部分位于后枕部，或上段颈椎的棘突、横突等部位，止点在下段颈椎的横突、棘突，或锁骨、肩胛部。当这些肌肉两侧同时收缩时，就把头向后牵拉，带动颈椎关节产生抬头的动作。

当分布在颈前的肌肉，如胸锁乳突肌、前斜角肌、头长肌、颈长肌等同时收缩时，颈椎向前屈曲，就产生低头的动作。

当某些肌肉，如肩胛提肌、头夹肌、颈夹肌等单侧收缩时，带动颈椎关节旋转，头就会旋转向同侧。当某些肌肉，如斜方肌、胸锁乳突肌、前斜角肌等单侧收缩时，带动颈椎关节旋转，头就会旋转向对侧。

我们摇头说“不”、点头说“是”时，是我们双侧的胸锁乳突肌等肌肉在轮流收缩带动颈椎关节旋转。

### （2）腰部运动时，是谁在工作？

人体在弯腰、伸腰、转身时，也离不开脊柱与脊柱周边的肌肉、韧带与关节。在我们的腹部与背部分布着许多肌肉，弯腰时，位于腹前壁正中线两旁的腹直肌、腹外斜肌、腹内斜肌及腰大肌和髂肌收缩，牵拉腰椎向前屈曲，产生弯腰的动作。

伸展腰部时，牵拉腰椎的有最长肌、髂肋肌、多裂肌等。旋转腰部时，牵拉腰椎的有腹外斜肌、腹内斜肌、多裂肌等。侧屈腰部时，牵拉腰椎的有髂肋肌、腹外斜肌、最长肌、腰方肌、腰大肌、横突间肌、棘肌、背阔肌等。

### （3）参与脊柱运动的其他结构

除了肌肉之外，还有很多幕后英雄也在参与各项脊柱运动，包括在脊柱周围的关节韧带。比如在屈伸运动中，当脊柱向前弯曲时，位于脊柱前面的前纵韧带松弛，脊柱后面的后纵韧带、黄韧带、棘间韧带和棘上韧带等均处于紧张状态。当脊柱后伸时，上位椎骨椎体向后倾，此时，前纵韧带紧张，后纵韧带松弛，脊椎棘突后倾，甚至相邻两棘突相抵而使后伸受限。当脊柱向侧方倾斜时，横突间韧带侧屈侧松弛，对侧紧张。这种功能可保护脊柱不会过度弯曲或伸展。

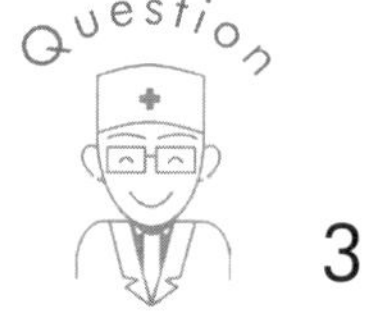


# 3. 颈椎生理曲度变直与脊柱侧弯是怎么回事？

朱女士今年32岁，前段时间因为脖子疼去医院看病，拍了一张颈椎X线片，提示颈椎生理曲度变直，医生说："要注意了，再发展下去就会变成颈椎病啦。"朱女士很纳闷：直不是好事吗？难不成还要弯了才对？她上次腰背疼痛，医生检查后，说她的脊柱有轻微侧弯，要她注意坐姿等。一个医生说变直了不好，另一个医生说变弯了不好，她有点糊涂了，这是咋回事？

## （1）颈椎生理曲度变直：主要是从脊柱侧面看

实际上，颈椎还真不能直，应该有曲度。当

人体端坐或站立时，从侧面看，人的颈部似乎是直的，但包绕于内的颈椎并不是直的，而是在其中段有一个向前凸出的弧度。这一向前的弧形凸起，在医学上称为颈椎的生理曲度（颈曲）。我们人体正常的脊柱从侧面看有4个生理曲度，除了颈曲以外，还有向前凸的腰曲，以及向后凸的胸曲与骶曲。这4个生理曲度使我们的脊柱从侧面看呈“S”形。

## 判断颈椎生理曲度变直的标准

颈椎生理曲度变直的判断，仅仅靠肉眼及体查是很难分辨的，往往要借助X线检查。在颈椎X线侧位片上看，各个颈椎椎体后缘形成的连续、光滑的弧形曲线，医学上称为颈椎生理曲线。其测量方法是，从齿状突后上缘开始向下，将每个椎体后缘相连成为一条弧线，然后从齿状突后上缘至第七颈椎椎体后下缘做一直线，上述弧线的最高点至这条直线的最大距离就是反映颈曲大小的数值，正常值是12±5毫米。

## 正常的颈椎生理曲度有啥作用?

颈椎的生理曲度能增加颈椎的弹性，减轻和缓冲重力的震荡，防止对脊髓和大脑的损伤。如果长期坐姿、睡姿不良，或颈椎间盘髓核脱水退化，则颈椎的生理曲度会逐渐消失，甚至可变直或呈反向弯曲，即向后凸，导致颈椎病的发生。

## 引起颈椎生理曲度变直的主要原因

◎外感受凉：可引起颈肩部肌炎反应，使肌肉由于疼痛而痉挛致颈椎生理曲度变直。

◎颈肌劳损：长期不良的生活工作习惯，如坐姿不良、低头伏案工作、玩电脑手机等原因可引起颈肩部肌纤维组织炎，导致颈部肌肉痉挛。关节囊、韧带及小关节的炎症引起的疼痛，也可反射性地使有关颈部肌肉痉挛，以保护受累关节。颈部肌肉的痉挛可致颈椎生理曲度变直。

◎颈部外伤：由于急性颈部扭伤导致肌肉的疼痛、痉挛，肌肉牵拉骨骼，可使颈部生理曲度变直。

◎神经根型颈椎病：在急性期，由于受累的小关节呈急性炎症反应，关节骨膜及关节囊肿胀，邻近的神经根受激惹，患者多有颈肩部肌紧张，活动明显受限，引起颈椎生理曲度变直。

◎颈椎的病变：如颈椎的肿瘤、结核、化脓性感染等均可引起颈部疼痛、肌肉痉挛、颈椎活动受限，造成颈椎生理曲度变直。另外，强直性脊柱炎晚期，也可发生颈椎僵硬强直。

### （2）脊柱侧弯：主要是从脊柱后面看

在生活中我们经常会见到一些人两肩高低不平，而且背部还突出一块，其实这就是脊柱侧弯。脊柱侧弯是一种脊柱的三维畸形，包括冠状位、矢状位和纵轴位上的序列异常。正常人的脊柱从后面看应该是一条直线，并且躯干两侧对称。如果从正面看有双肩不等高或后背左右不平，就应怀疑是脊柱侧弯。轻度的脊柱侧弯通常没有明显的不适，外观上也看不到明显的躯体畸形。

人体正常的脊柱从侧面看有四个生理曲度，即颈曲、腰曲、胸曲、骶曲，如果这四个正常生理曲度变直就不好了，说明出现了相应的脊椎病变；人体正常的脊柱从后面看是一条直线，并且两侧对称，如果这条直线变弯就不好了，就应怀疑是脊柱侧弯。

较重的脊柱侧弯则会影响婴幼儿及青少年的生长发育，使身体变形，严重者可以影响心肺功能，甚至累及脊髓，造成瘫痪。脊柱侧弯对成人的身心健康影响也很大，胸椎侧弯会影响人体的呼吸模式，导致呼吸深浅不均，肺换气不足；腰椎侧弯很容易引起骨盆倾斜，甚至出现长短腿，导致短腿侧骨关节过早退化，严重者还会诱发股骨头坏死。因此，我们要做到早发现、早治疗，从小孩抓起，教育小孩平时走路、坐位、站立都要保持正确的姿势。

## 观察脊柱侧弯的方法

◎站在被观察者后面，观察其后背，看看双侧肩膀是否不等高，后背是否不对称，后背有没有隆起。

◎观察被观察者的坐姿，看其腰部是否一侧有皱褶，而另一侧没有。

◎用手触摸被观察者背部脊柱的棘突，看其连线是否在一条直线上。

◎让被观察者立正，双臂向前伸直，手心并拢同时向前低头、弯腰，双手对准两脚中间位置，从后面观察双侧腰背部是否不对称或是否有一侧隆起。

◎拍摄被观察者站立位的全脊柱X线片，如果正位X线片显示脊柱有大于10° 的侧方弯曲，即可诊断为脊柱侧弯。

## 引起脊柱侧弯的原因

◎不正确的姿势，包括不正确的步态、坐姿、站姿等是导致脊柱侧弯的主要原因。常在学龄期儿童中发生。

◎某些胸科疾病，如化脓性或结核性胸膜炎，患侧胸膜过度增厚并发生挛缩，扰乱脊椎在发育期间的平衡，可引起脊柱侧弯。

◎骨质疏松可导致椎骨变形、椎骨间隙不等宽，也会造成脊柱侧弯。

◎患有椎间盘突出症、椎间盘炎等疾病可刺激性引起脊柱侧弯。

◎下肢不等长、骨盆不对称，可引起骨盆倾斜性脊柱侧弯。

◎脊髓灰质炎、大脑性瘫痪等可使胸背部肌肉的张力不平衡，从而造成脊柱侧弯。

◎神经纤维瘤、结缔组织遗传性疾病、代谢性骨病、外伤、脊髓肿瘤、脊柱肿瘤等疾病可引起脊柱侧弯。

◎先天性骨畸形、脊髓发育不全等先天性因素也会引起脊柱侧弯。

# 第二部分

# 了解颈肩腰腿痛

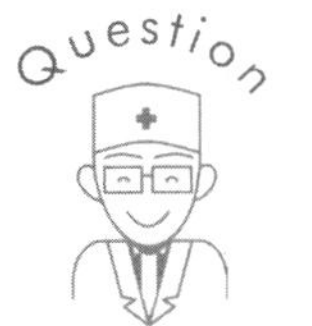


# 1. 什么是颈肩腰腿痛?颈肩腰腿痛包括哪些疾病?

说起颈肩腰腿痛，大多数人都不会陌生，几乎每个人都会说自己患过，特别是在科技突飞猛进的今天，手机、电脑、汽车等现代化生活产品的普及，导致越来越多的人埋头使用电子产品，以车代步，运动量逐渐减少，“低头族”逐渐增多，所以越来越多的人出现颈肩腰腿痛，且发病呈现年轻化趋势。

颈肩腰腿痛所导致的疼痛、肿胀、麻木、功能障碍不仅给患者带来了痛苦，而且直接影响其日常生活。因此，我们对颈肩腰腿痛的发生发展要有充分的认识，有必要在日常生活以及工作方式上彻底地改掉不良习惯，防止颈肩腰腿痛的发生。

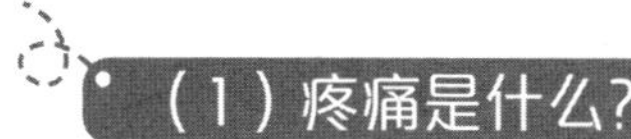

## (1)疼痛是什么?

了解颈肩腰腿痛之前，我们要了解什么是疼痛。疼痛是一种不愉快的感觉和情绪上的感受，是一种症状，往往伴随有现存的或潜在的组织损伤。疼痛的性质多种多样，主要有以下几种。

◎局限性疼痛，就是疼痛固定在某个部位，比如颈痛、腰痛、肩痛等。

◎扩散性疼痛，即某一神经分支受损害，疼痛除向该分支支配区传导外，还可影响同一神经的另一分支，甚至影响邻近脊髓节段的神经支配区。例如脊椎棘突间韧带、小关节囊损伤时，可引起棘肌外缘处痛。

◎传导性疼痛，由于内脏疾患，刺激痛觉传入纤维，引起与之相同或邻近脊髓节段所属的相关躯体神经支配区疼痛。例如消化性溃疡所引起的背痛、肝胆病所引起的肩痛、妇科疾病引起的腰腿痛等。

◎放射性疼痛，周围神经干、神经根或中枢神经系统的感觉传导通路遭受损害时，疼痛可沿受累神经末梢闪电般地传导，如腰椎间盘突出症所致的坐骨神经痛。

◎烧灼性疼痛，如神经不完全损伤后出现的疼痛，剧烈难忍，还会伴随焦急、恐惧及情绪激动等精神症状。

大部分颈肩腰腿痛属于第一类局限性疼痛。

## (2)疼痛是人体重要的报警信号!

我们要知道，疼痛不仅是一种症状，更是一个信号！它告诉我们，我们身体的某个部位出现问题了，需要我们去解决。疼痛本身又是人体自我保护、防御的一个反映。疼痛的发生表明机体正在遭受某种伤害性刺激，并提醒机体去摆脱这种刺激的伤害。比如，手被针刺后本能地缩手，就是人体自我保护、防御的表现。腰部扭伤后出现腰痛，导致我们弯腰弓背，不能行走，使我们不得不休息，这也是人体自我保护、防御的表现。

### （3）打破疼痛的恶性循环——适当的止痛也是必要的

疼痛在不同程度上对身体是有害的。疼痛感觉本身及其所伴随的一系列生理生化反应的过程，会产生一些代谢产物，这些代谢产物在不同程度上对机体是有害的。有害因素刺激机体→产生疼痛、导致肌肉紧张痉挛→代谢产物、致痛物质释放堆积→刺激机体→疼痛加剧，形成恶性循环，因此，适当的止痛也是必要的。

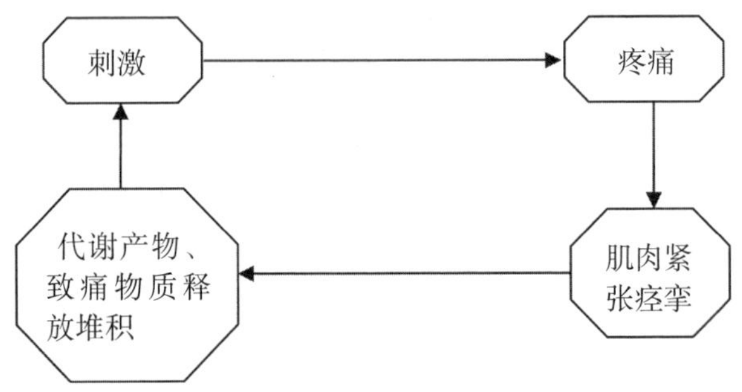


### （4）有了颈肩腰腿痛不能硬撑着！

出现颈肩腰腿痛的患者，虽然有时硬撑几天也可以缓解，但是，随着年龄的增大，情况会变得越来越糟糕。经常有患者说：“以前出现颈肩腰腿痛，不理它，过几天也就没事了，这次怎么这么多天都没好？”其实，就是由于以前反复发作时患者没有很好地去治疗，也没有改变致病的不良的生活工作习惯等因素，最终导致病情加重，经久不愈。

### （5）颈肩腰腿痛主要包括三大类疾病

◎脊柱相关性疾病引起的颈肩腰腿痛，包括颈椎病、落枕、肩周炎、颈椎小关节错位、急性腰扭伤、慢性腰肌劳损、胸腰椎骨折、腰背肌筋膜炎、腰椎不稳、退行性骨关节炎、骨质增生症、骨质疏松症、强直性脊柱炎、脊柱侧弯、腰椎间盘突出症、椎管狭窄、腰椎滑脱等。

◎内脏源性或牵涉性的颈肩腰腿痛，包括心绞痛引起的肩背痛、胃十二指肠溃疡引起的背痛、妇科疾病引起的腰痛等。

◎恶性肿瘤引起的颈肩腰腿痛。某些恶性肿瘤、转移瘤可引起颈肩痛和腰痛等。

因此，对于颈肩腰腿痛要有正确的认识，不应为止痛而止痛，要通过找出病因、消除病因，来缓解疼痛或者消除疼痛。

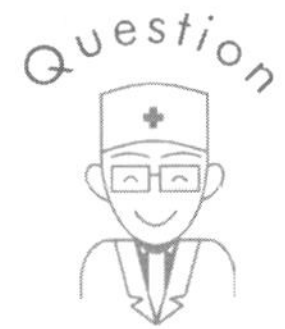


# 2. 颈肩腰腿痛能治好吗？可以断根吗

相信每个颈肩腰腿痛的患者都有这样的疑问："我的这个病能不能治好？可不可以断根？"要回答好这个问题可不是一件容易的事，客观的回答既要基于患者对疾病的认识，又要顾及治愈的判断标准等因素，才能让患者听得明白，又不背离客观现实。

## （1）什么叫治好？什么叫断根？

所谓"治好"，患者大概是想达到以下几点：一是症状消失，比如颈肩腰腿痛常见的症状疼痛、眩晕、麻木等消失；二是影像学检查的异常表现恢复正常；三是检验指标达到正常。这三个方面是患者的主观想法，实际上“治好”并不是这样的。

临床上，颈肩腰腿痛的疗效评估主要取决于患者的主观感受，以症状是否消失、减轻为标准，影像结果、检验指标仅供参考。从这个标准来说，大部分患者可以通过治疗使症状得以缓解或消失，因此，从这个角度讲颈肩腰腿痛是可以治好的。

影像学检查的异常表现，需要具体情况具体分析。首先，骨骼、肌肉等的退行性改变很难甚至是不可能逆转的，如骨质增生、韧带钙化、骨质疏松等。就像五十岁的骨头再也回不到十八岁一样。严重的椎间盘突出也不能回纳，但是有一些轻度的椎间盘膨出，如果病程不长，患者较为年轻，退化不严重，纤维环也没有断裂，则通过一些治疗，可以有一定程度的回纳。还有，颈椎生理曲度变直，一部分患者可以通过牵引或其他治疗得以恢复，但很多患者，特别是老年患者，是较难恢复的。当然，治疗的效果不是以影像检查为标准的，而是以症状为标准的。因此，如果所谓“治好”的标准是上述难以逆转的改变，那么，就可以说是治不好的。

### （2）“断根”是江湖骗子的说法

“断根”一说，其实是江湖骗子的一种说法，什么“一次根治，永不复发”，这些完全是不负责的言语。颈肩腰腿痛的发病原因主要是脊柱退化、劳损、外伤等，只要发病原因没有消除，还是会复发的。当我们了解了颈肩腰腿痛的发病原因与机理后，就不会再相信那些“断根”的说法了，所以说“认识疾病，是战胜疾病的根本”。

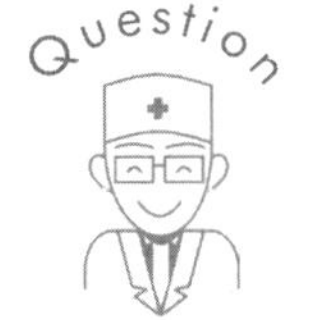


# 3. 颈肩腰腿痛患者应该服用西药进行治疗吗

对于颈肩腰腿痛是否应该服用西药，目前是有争议的。有的医生认为可以用，包括一些非甾体抗炎药、肌松剂、激素等。有的医生认为这些药治标不治本，副作用多，不能用。应该怎样看待这个问题呢?

颈肩腰腿痛属非特异性症状，原因各异，西药治疗在一定程度上可以缓解症状。对于急性期的患者，在医生指导下，适当地使用一些西药是必要的，比如，非甾体抗炎药可以改善局部血液循环，消除炎症水肿导致的神经刺激症状，阻断“疼痛—刺激—疼痛”的恶性循环，在一定时间内对颈肩腰腿痛患者的作用是正面的。但是，大多数西药包括解热镇痛药、肌松剂、激素等只能暂时减轻患者的痛苦，如长期、盲目使用，则会对机体健康造成难以估量的严重损害。

### （1）胃肠道反应是服用西药最常见的副作用

治疗颈肩腰腿痛的西药大部分对胃肠道有比较明显的刺激作用，会引起胃部不适、恶心、呕吐、食欲不振，严重的甚至会导致胃肠道溃疡、出血、穿孔等。还有些西药会引起肝肾损害、过敏反应等。特别是有些患者原来就有胃溃疡、肝肾功能不好等情况，服用这些药后，原有病情会加重，老年患者出现这些情况通常会导致较严重的后果。因此，这类患者在服用解热镇痛药时，应该谨慎对待，把病史详细告诉医生，让医生做综合评价，做出合适的用药指引。有些患者病程较长，长期用药，也可发生累积性副作用，甚至会产生药物依赖性，服用药物的剂量越来越大，副作用也越来越明显。

### （2）“洋药”未必是好的

经常有些患者听说某种药治疗效果很好，就自己买来吃，特别是有些“洋药”，价格较贵，需要从境外购买回来，而且服用后的确疗效不错，因此就长期大量服用，最后出现很多副作用。患者对这类药物应有正确的认识，要充分了解其组成成分，有些药物是复合制剂，含有解热镇痛药、糖皮质激素等，如果长期服用，会引起很多副作用，不仅会引起消化道溃疡，还会引起骨质疏松、高血压、糖尿病等，因此必须在医生的指导下服用。

### （3）服用西药治疗颈肩腰腿痛时的注意事项

◎服药时，注意药品的成分，在用药期间如有不适，要立即停药，可做必要的检验检查，如肝功能、肾功能、血常规等。

◎服用解热镇痛药时，如果出现胃脘部不适、闷痛，应当减量或停药。可在服药时加用保护胃黏膜的药物。

◎在用法上，应严格遵守药物说明书的指引，注意服药时间与间隔，剂量上不要随便加大用量。注意药物的有效日期。

◎任何解热镇痛药、肌松剂等都不宜长期大量使用。

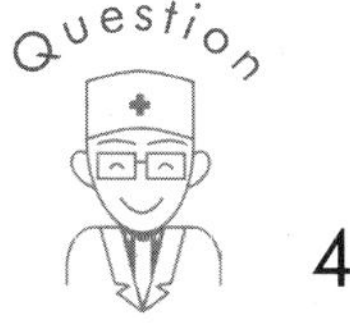


# 4. 中医是如何认识颈肩腰腿痛的

## （1）颈肩腰腿痛，中医统称为痹证

中医认为，颈肩腰腿痛统属于痹证范畴。痹者，阻塞不通也。痹证是肝肾气血亏虚、筋骨失养，风寒湿热等外邪乘虚入侵，痹阻经脉所致，表现为关节疼痛、肌肉酸麻、手足屈伸不利、腰背肿痛不能直。

### 痹证分虚痹和实痹

痹证有虚实之分。虚痹主要是由于肝肾不足、气血亏损、筋骨衰退而出现气血瘀滞，不通则痛。实痹主要是由于风寒湿邪客于筋脉、注于经络、留于关节，气血失和而痹阻，久之瘀血痰痹阻经络，出现颈肩腰腿等部位麻木疼痛，骨节压痛。

### 形成痹证的病因

中医认为本病的病因分内因与外因。

◎内因：肝肾不足，气血亏损，筋脉失养。中医认为肾主骨、肝主筋，肝肾不足则筋骨容易受到外邪的侵袭。

◎外因：包括风寒湿邪、外伤、劳损等。《素问·宣明五气篇》说："五劳所伤，久视伤血，久卧伤气，久坐伤肉，久立伤骨，久行伤筋。"

## （2）中医根据病因、表现、特性等对痹证的分类

### 行痹

表现为肢体关节、肌肉酸痛，疼痛游走不定，四肢屈伸不利。以寒痛为多，亦可有轻微热痛，发病初期可有发热、恶风寒等表现。

治疗方法：祛风通络，散寒除湿。可用防风汤加减，以防风、麻黄、秦艽、葛根祛风除湿；以肉桂、当归温经活血，有"治风先治血，血行风自灭"之意；茯苓健脾渗湿，生姜、大枣、甘草和中调营。

### 痛痹

表现为肢体关节疼痛较剧，痛有定处。遇冷痛甚，得热则减，甚至关节不可屈伸，局部皮色不红，触之不热，皮肤或有寒凉感。

治疗方法：温经散寒，祛风除湿。可用温经通痹汤，方以附子、干姜、炒川椒温阳以祛寒，乌梢蛇、蜂房、土鳖虫活络通经，当归、丹参入血和营，活血通络，稀莶草、羌活祛风除湿，全方共奏散寒通络、宜痹止痛之功。

## 着痹

表现为肢体关节疼痛重着、酸楚，或有肿胀，痛有定处，活动不利，肌肤麻木，手足困重，阴雨天湿气盛时病情会加重。

治疗方法：除湿通络，祛风散寒。可用薏苡仁汤加减。方以薏苡仁、苍术健脾渗湿，羌活、独活、防风祛风胜湿，川乌、麻黄、桂枝温经散寒，当归、川芎养血活血，生姜、甘草健脾和中。关节肿胀者，加秦艽、萆薢、防己、木通、姜黄除湿通络。肌肤不仁者，加海桐皮、稀莶草祛风通络，或加黄芪、红花益气通痹。

## 热痹

表现为肢体关节疼痛，局部红肿灼热，疼痛剧烈，痛不可触，得冷则舒，筋脉拘急，日轻夜重，多兼有发热、口渴、烦闷不安。

治疗方法：清热通络，祛风除湿。可用白虎加桂枝汤。方以白虎汤清热除烦，桂枝疏风通络。可加银花藤、连翘、黄柏清热解毒，海桐皮、姜黄、防己、威灵仙等活血通络、祛风除湿。若皮肤有瘀斑，可酌加牡丹皮、生地黄、地肤子清热凉血散瘀。

## 尪痹

表现为肢体关节疼痛，屈伸不利，关节肿大、僵硬、变形，甚则肌肉萎缩，筋脉拘急，肘膝不得伸，或尻以代踵、脊以代头。

治疗方法：补肾祛寒，活血通络。可用补肾祛寒治尪汤。方以川续断、补骨脂、骨碎补、淫羊藿补肾壮筋骨，制附片补肾阳除寒邪，熟地黄填精补血、滋养肝肾，桂枝、独活、威灵仙祛风散寒除湿，白芍养血缓急舒筋。

### （3）痹证的中医调理

本病是因正气不足，感受外在的风寒湿热之邪而成。因此，平时注意调摄，增强体质，加强病后调摄护理，显得格外重要。

◎预防方面：锻炼身体，增强机体御邪能力；创造条件，改善阴冷潮湿等不良的工作、生活环境，避免外邪入侵；一旦受寒、冒雨，应及时采取预防措施，如服用姜汤、午时茶等，以预防痹证的发生。

◎病后调摄护理方面：做好防寒保暖等防护工作；应保护病变肢体，提防跌扑等以免受伤；视病情适当对患处进行热熨、冷敷等，可配合针灸、推拿等进行治疗；对病变肢体进行功能锻炼，以促进痹证的康复。

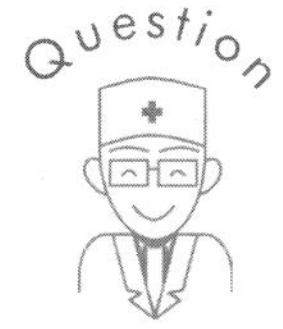


# 5. 什么是物理治疗？物理治疗对颈肩腰腿痛有何作用

## （1）什么是物理治疗

大家所说的物理治疗，其实是物理因子治疗法的简称，物理因子治疗法是使用电、光、声、磁、水、热、冷、力等物理因子作用于人体来治疗疾病的方法。

◎电疗法：根据所采用电流的频率不同，电疗法通常分为低频电流法、中频电疗法、高频电疗法。

◎光疗法：利用人工光线，如红外线、紫外线、可见光、激光等防治疾病和促进机体康复的方法，其中红外线可改善局部血液循环，促进炎

**电疗法的分类与作用**

| 分类 | | | 作用 |
|---|---|---|---|
| 低频电流法 | 应用频率为1千赫以下的脉冲电流治疗疾病的方法称为低频电疗法 | 直流电疗法<br>直流电药物离子导入疗法<br>低频脉冲变疗法<br>神经肌肉电刺激疗法<br>经皮电刺激神经疗法 | 兴奋神经肌肉组织、引起肌肉收缩、促进局部血液循环、镇痛等 |
| 中频电疗法 | 应用频率为1～100千赫的脉冲电流治疗疾病的方法称为中频电疗法 | 干扰电疗法<br>等幅正弦中频电疗法<br>调制中频电疗法 | 镇痛、兴奋神经肌肉、引起肌肉收缩、消炎、软化瘢痕、松解粘连、增加细胞膜的通透性、调节自主神经功能、促进骨折愈合等 |
| 高频电疗法 | 应用频率高于100千赫的高频电磁场作用于人体治疗疾病的方法称为高频电疗法 | 短波疗法<br>超短波疗法<br>微波疗法 | 消炎、止痛、解痉等 |

症消散，加速伤口愈合，减轻术后粘连，软化瘢痕等。

◎超声波疗法：超声波是指频率在2千赫以上，不能引起正常人听觉反应的机械振动波。将超声波作用于人体，以达到治疗目的的方法称为超声波疗法。

◎磁场疗法：又称磁疗法、磁穴疗法，是让磁场作用于人体一定部位或穴位，以治疗疾病的一种方法。它的主要治疗作用是镇痛、镇静解痉、消炎消肿等。

◎温热疗法：运用加热的泥、蜡、蒸汽等天然的（或人工的）物理因子治疗疾病的方法，在治疗过程中，加热后的泥和蜡、蒸汽等热源冷却过程中所放出的热量可逐渐传给人体从而治疗疾病。它的主要治疗作用是增强局部血液、淋巴循环和细胞膜的通透性，有利于炎症吸收，促进损伤组织的再生修复过程，降低末梢神经兴奋性，减低肌张力，镇痛解痉，软化瘢痕组织，消除肌肉挛缩。

◎冷疗法：利用水的温度、压力、浮力、阻力等物理性质和化学有效成分，通过不同方式作用于人体，以达到缓解患者症状或改善功能等目的的一种康复疗法。

各种物理治疗方法在作用上各有不同，可根据其作用机理以及颈肩腰腿痛的情况不同，选择不同的治疗方法。

## （2）物理治疗对颈肩腰腿痛的作用

### 颈痛

物理治疗可以起到镇痛的作用，可以缓解颈部肌肉痉挛，消除神经根及周围组织的炎症水肿，减轻粘连，促进神经功能恢复，改善脊髓、神经根和颈部的血液循环，延缓椎间关节、关节囊和韧带的钙化或骨化过程，调节自主神经功能，防止肌肉萎缩并促使肌肉恢复。根据患者的症状、体征、病程等特点，可选用高频电疗、低中频电疗、药物离子导入、超声波疗法、光疗、热疗、磁疗等方法。

### 肩痛

针对肩部软组织的炎症和水肿，物理治疗在急性期可以消炎止痛，在慢性期则可以改善血液循环，松解粘连，对抗肌肉萎缩。根据患者症状、体征、病程等特点，可选用高频电疗法、低中频电疗法、药物离子导入疗法、超声波疗法、光疗、热疗、磁疗等。

## 腰腿痛

针对腰腿痛，物理治疗可促进局部血液循环，缓解局部无菌性炎症，减轻水肿和充血，减轻神经根所受到的刺激，缓解疼痛，解除粘连。根据患者症状、体征、病程等特点，可选用高频电疗法、低中频电疗法、药物离子导入疗法、超声波疗法、光疗、热疗、磁疗等。

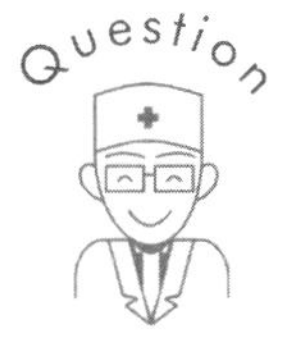


# 6. 什么是艾灸？是否可以用艾灸治疗颈肩腰腿痛

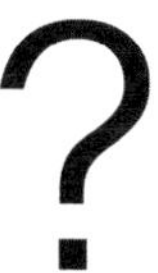

## （1）什么是艾灸

艾灸是用艾为主要材料，在体表一定的腧穴经络上，针对不同的病症，采用不同的燃烧方法，直接或间接地施以适当的温热刺激，经过经络的传导，激发和调动人体内在的抗病能力，以扶正祛邪、协调阴阳、疏通经络，产生免疫、调整、镇痛的效果，从而达到防病保健、治愈疾病的目的。

## （2）艾灸的作用

艾灸可以温经散寒、补中益气、扶阳固脱、

消肿散结、防病保健。

## （3）常用的艾灸方法

包括艾条灸、温针灸、温灸器灸。

### 艾条灸

即用桑皮纸包裹艾绒卷成圆筒形的艾卷，也称艾条，将其一端点燃，对准穴位或患处施灸。按其操作方法的不同又可分为温和灸、雀啄灸、回旋灸等。

◎温和灸：将艾卷的一端点燃，对准应灸的腧穴或患处，距离皮肤2～3厘米处进行熏烤，使患者局部有温热感而无灼痛，一般每穴灸10～15分钟，至皮肤红晕为度。如果患者局部知觉减退或是小儿，医者可将食、中两指，置于施灸部位两侧，这样可以通过医者的手指，来测知患者局部受热程度，以便随时调节施灸时间和距离，以防烫伤。

◎雀啄灸：施灸时，艾卷点燃的一端与施灸部位的皮肤并不保持固定的距离，而是像鸟雀啄食一样，一上一下施灸。

◎回旋灸：施灸时，艾卷点燃的一端与施灸部位的皮肤虽保持一定的距离，但艾卷并不静止不动，而是向左右方向移动或反复旋转地施灸。

### 温针灸

温针灸是针刺与艾灸相结合的一种方法，适用于既需要针刺留针，又需要施灸的疾病。在针刺得气后，将针留在适当的深度，在针柄上穿置一段长约2厘米的艾卷施灸，或在针尾上搓捏少许艾绒点燃施灸，直待燃尽，除去灰烬，再将针取出。应用此法应注意防止灰火脱落烧伤皮肤。

### 温灸器灸

温灸器是一种专门用于施灸的器具，用温灸器施灸的方法称温灸器灸，临床常用的温灸器有温灸盒和温灸筒。施灸时，将艾绒点燃后放入温灸筒或温灸盒里的铁网上，然后将温灸筒或温灸盒放在施灸部位15～20分钟即可。适用于灸治腹部、腰部的一般常见病。

## （4）艾灸注意事项

◎体位选择：可采取卧位或坐位，应以体位自然、肌肉放松、施灸部位明显暴露、艾卷燃烧时火力集中、热力易于渗透肌肉为准。

◎施灸顺序：一般宜先灸上部，后灸下部；先背部，后腹部；先头部，后四肢；先灸阳经，后灸阴经；先少灸后多灸，使艾火由弱而强，便于患者接受。

## （5）艾灸的禁忌证

无论外感或阴虚内热证，凡脉象数疾者禁灸；高热、抽搐或极度衰竭、形瘦骨弱者，亦不宜灸治。

心脏、大血管、皮薄肌少筋积聚部位，妊娠期妇女下腹部以及腰骶部，睾丸、乳头、阴部不可灸。颜面部不宜进行着肤灸，关节活动处不能进行瘢痕灸。

着肤灸，又称直接灸，是把艾炷直接放在皮肤上施灸的灸法。
瘢痕灸，是将艾炷直接置于施灸部位上点燃施灸，以使局部皮肤起泡、化脓，形成永久性瘢痕的直接灸法。

### （6）艾灸可用于治疗颈肩腰腿痛

颈肩腰腿痛的主要病因是风寒湿等邪气阻痹经脉，或劳力扭伤、气滞血瘀、经脉不通，禀赋不足、肝肾亏虚、筋脉失养。所以感受外邪者治宜祛湿通络、温经散寒，外伤者治宜活血祛瘀、通络止痛，内虚者治宜补肾固本。艾灸有温经散寒、活血祛瘀、扶正固本的作用，因此可用于颈肩腰腿痛的治疗。

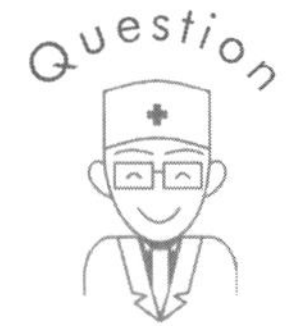


# 7. 什么是针刺？针刺如何治疗颈肩腰腿痛

## （1）针刺

针刺主要是指以针刺入人体一定的穴位来治疗疾病的方法。针刺疗法是根据阴阳、脏腑、经络学说，对临床上各种不同的证候，依据疾病的病因病机、疾病所在部位、疾病的性质和病情的标本缓急，开出相应的配穴处方，进行辨证施治，依方施术，或补或泻，或补泻兼施，以通其经脉，行其气血，调和脏腑，使阴阳归于相对平衡，从而达到治愈疾病的目的。针刺与艾灸并称为针灸。

## 针刺的原则——补虚泻实、清热温寒、治病求本和三因制宜

◎补虚泻实：就是扶助正气、祛除邪气，即虚则补之、实则泻之。

◎清热温寒：清热就是热性病症治疗用“清”法，温寒就是寒性病症治疗用“温”法，即热则疾之、寒则留之。热性疾病的治疗原则是浅刺疾出或点刺出血，手法宜轻、宜快，可以不留针或针用泻法，以清泻热毒。寒性疾病的治疗原则是深刺而久留针，以达温经散寒的目的。

◎治病求本：就是在治疗疾病时抓住疾病的根本原因，采取针对性的治疗方法。疾病在发生发展的过程中常常有许多临床表现，甚至出现假象，这就需要我们运用中医理论和诊断方法，认真分析其发病的本质，去伪存真，坚持整体观念和辨证论治，避免“头痛医头、脚痛医脚”的错误。治病求本是一个基本的法则，具体是“急则治标，缓则治本，标本兼治”。

◎三因制宜：指因时、因地、因人制宜，即根据患者所处的季节（包括时辰）、地理环境和个人的具体情况，制定适宜的治疗方法。三因制宜是中医学整体观念、天人相应思想在治疗中的具体体现。

## 针刺的作用——疏通经络、调和阴阳和扶正祛邪

◎疏通经络：指针刺祛除经络瘀阻，而使其恢复通畅的作用，这是针刺最基本和最直接的治疗作用。

◎调和阴阳：针刺能使机体从阴阳失衡状态，向阴阳平衡状态转化的作用，这是针灸治疗最终要达到的根本目的。

◎扶正祛邪：针刺辅助机体正气祛除邪气的作用。

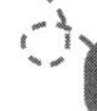

## （2）针刺治疗颈肩腰腿痛的病案

### 颈椎病

患者男，43岁，因“颈痛半年余，伴左上肢牵拉痛1周”就诊。患者半年前因长期低头工作出现颈部头痛，偶有头晕，近1周出现左上肢牵拉痛及少许麻木感，休息可缓解，不伴头痛，舌质紫暗有瘀点，脉涩。查体：颈肌较紧张，左侧颈肩部压痛（+），左侧臂丛神经牵拉实验（+）。X线示第五、六颈椎前缘有唇样增生，第五、六颈椎的椎间隙变窄。诊断为“颈椎病（劳伤血瘀）”。治以活血化瘀、通络止痛，取大椎、天柱、后溪、颈椎夹脊、膈俞、合谷、太冲、曲池、外关等穴，大椎穴直刺，针感向肩背部传导；颈椎夹脊穴直刺或向颈椎斜刺，平补平泻，针感向肩背、上肢传导；其他穴位按常规针刺，得气后接通电针治疗仪，留针20分钟。每日治疗1次，10次为1个疗程。1个疗程后，患者疼痛麻木感消失，局部亦无压痛。半年后随访，一直未复发。

### 肩周炎

患者女，44岁，因“左肩痛伴活动受限7个月余，加重2周”就诊。患者于7个月前无明显诱因出现左肩部疼痛，伴肩部后伸轻度受限，与天气变化及饮食无关，经休息疼痛无改善，2周前上

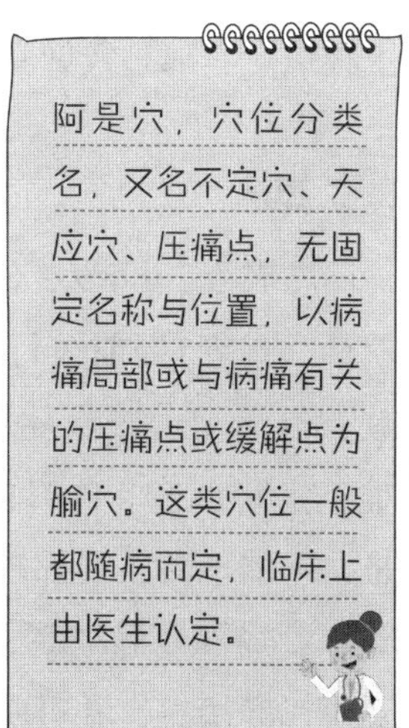

述症状加重。查体：左肩部压痛，左冈上肌腱、肱二头肌长短肌腱均有压痛。左肩关节外旋、外展、后伸均有不同程度受限。诊断为“左肩周炎”，治以舒筋通络、行气活血，取肩髃、肩前、肩贞、阳陵泉、外关等穴及阿是穴，常规针刺得气后，接通电针治疗仪，留针20分钟后加拔火罐。共治疗15次，肩部疼痛消除，活动灵便。

## 腰痛

患者男，20岁，因“腰部扭伤1天”就诊，患者于1天前搬重物时，不慎扭伤腰部，致腰部活动受限。查体：腰肌紧张，左侧第三、四腰椎横突及附近肌肉压痛明显，腰椎各方向运动受限。X线未见异常。诊断为“急性腰肌扭伤”，治以导气止痛、舒筋活血。先针刺手背腰痛点穴，行较强的捻转提插泻法1～3分钟，同时嘱患者缓慢活动腰部，逐渐恢复正常姿势、体位，再让患者取俯卧位，在腰骶部寻找压痛点，用三棱针点刺出血，并拔火罐。治疗1次后患者已可直立行走，腰部痛感明显减轻，次日再予腰痛点、阿是穴做常规针刺，腰部疼痛消失，活动自如。

## 腿痛

患者女，66岁，因“右膝肿痛1周，加重伴活动受限1天”就诊。患者1周前久行后出现右膝关节肿胀疼痛，休息后疼痛稍减，但活动后胀痛复发，并进行性加重，逐渐出现上下楼梯困难，走路不稳。昨日晨起后，自觉右膝肿痛明显加重，屈伸困难，不能下蹲，局部热感，行走困难。查体：右膝明显肿胀，无潮红，局部皮温稍高，压痛（+），外膝部明显，摇动右膝可扪及明显摩擦感，并可听到明显摩擦音，未闻及骨擦音，抽屉实验

（-），右腘窝轻度肿胀，压痛（-），无波动感。诊断为“右膝退行性骨关节炎”，治以活血通络、舒筋止痛。取内外膝眼、血海、梁丘、阳陵泉、委中等穴及阿是穴，前5天以浅刺为主，助炎症消退，后7天予常规针刺，平补平泻以舒经活络。经治疗后患者右膝肿痛消失，活动自如。

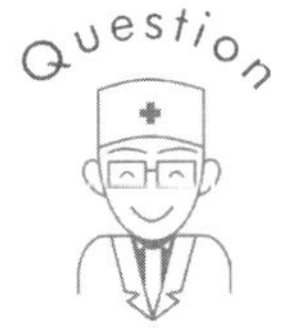


# 8. 什么是推拿？推拿为什么能够治疗颈肩腰腿痛

## （1）推拿——中华文明的瑰宝

推拿是一种人对人的疗法，即医者以“手”为媒介，根据患者的不同情况，选取不同的经络、穴位或不适所在、受伤的部位等，运用推、拿、提、捏、揉、点、拍等形式多样的手法进行治疗，达到疏通经络、推行气血、扶伤止痛、祛邪扶正、调和阴阳的疗效。推拿对颈肩腰腿痛的治疗既安全又实用，且疗效确切。

### 推拿疗法的关键

推拿讲究的是力的运用。医者通过其手法灵

活应用于患者病痛部位，以减少炎性介质的含量，改善微循环，同时随着组织内物质运动的加快，使血管内外、细胞内外物质交换增加，致痛物质、酸性代谢产物的清除加快，酸碱平衡得到恢复，气血流通，阴阳平衡，各种症状得到缓解或消除，对颈肩腰腿患者疗效明显。

### 推拿的适应证

推拿的适应证有很多，主要有颈椎病、腰椎间盘突出症、肩周炎、慢性颈肩腰背肌的劳损、急性颈肩腰背部扭伤、退行性脊柱炎、腰椎小关节综合征、骶髂关节紊乱及风湿性腰腿痛、关节痛。关于这些疾病，医者在治疗前必须明确诊断，排除推拿手法的一些禁忌证，如骨折、骨髓炎、各种急性传染病等，以免给患者带来不利的影响。

随着现代技术的发展，越来越多的商家致力于推广各种按摩仪器，实际上，这些仪器是无法完全代替人的。同时，也必须明白，推拿也不是万能的，也有局限性。所以，在疾病的治疗过程中也要积极配合其他的方法综合治疗，以免延误病情。

## （2）推拿治疗颈肩腰腿痛的原理

第一，通过指压、按揉、弹拨、推摩、提拿、滚等手法起到舒经活络、行气活血、解痉止痛等作用。这些手法要求做到均匀、持久、柔和、有力、渗透，使力能够集中作用于病痛部位，达到充分缓解或消除患者不适的作用。均匀，是指手法运作时，医者的动作幅度大小、频率的快慢、力度的轻重都必须保持相对的一致性，而不能使患者感觉有所不适；持久，是指医者在手法作用于患者身上的时间能够积累至足够刺激到病痛的临界点；

柔和，是指医者手法要求灵活、有节律，变换的过程要自然、协调，以免患者的状态得不到放松而影响治疗效果；有力，是指要根据患者的情况选择不同大小的力，既达到有效的刺激量，又不能产生不良反应；渗透，是指医者所作用于患者身上的力要能够渗透到深层组织内，以达到预期的目的。

第二，通过一些手法如侧扳法、牵引法、拔伸法、旋转法、摇法等起到调利关节、松解粘连等作用。这些手法的操作要求是“稳、准、巧、快”。稳，是要求医者对力的把握，对关节的固定要稳；准，是要求医者在治疗前的诊断要明确，定位要准确，操作时作用部位要到位；巧，是要求医者在操作时要用巧劲，有四两拨千斤之势，而不是一味地用蛮力；快，是要求医者操作时动作要快，放得也要快，以免达不到预期效果，造成患者紧张而影响后期治疗。

临床上要根据不同患者的个体情况，选择与之相适应的手法组合进行治疗。手法的选择应当简单实用。前期选择舒经活络、行气活血、解痉止痛类的手法，之后再选择调利关节、松解粘连类手法，最后结束时再施以缓和刺激、促进气血循环的手法。

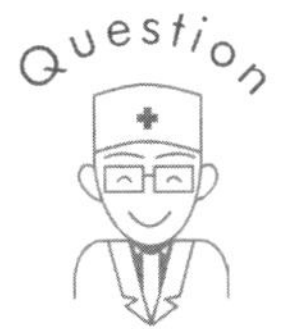


# 9. 喝酒对颈肩腰腿痛有帮助吗

## （1）“酒为百药之长”

祖国传统医学认为“酒为百药之长”，这是古人对酒在医药应用上的高度评价。酒在医学上的应用，是中华医药学的一大发明。医的繁体字“醫”字从“酉”（酒），即说明在古代医学与酒关系密切。我国最早的医书《黄帝内经》中就有“汤液醪醴论篇”。醪醴，就是五谷制成的酒类，醪为浊酒，醴为甜酒。

酒与中药完美结合的产物为药酒。药酒是用白酒或黄酒或酒精作为溶媒，与具有治疗和滋补作用的各种中药或食物，如杜仲、牛膝、党参、川芎、独活、木瓜、当归、羌活、枸杞子、熟地黄、防风、桂皮、海马、海狗肾、鹿茸、蛇和蛇胆等，辨证配伍，通过浸泡或煎煮等不同的结合形式取得含有药物有效成分的制剂；也有以药物和谷类及酒曲共同作为酿酒原料，以不同形式加以酿制而成的药酒。药酒的核心在药，不在酒，药是主角，酒是配角。药物借酒的力量散布到全身各处，达到和气血、壮筋骨、补骨髓、祛风寒、止痹痛和益肝肾的功效，多用于治疗风湿痹痛以及气滞血瘀之证。

## 现代医学对酒的认识

现代医学认为，酒的主要化学成分为酒精（乙醇），人喝酒后，酒精会被胃壁和小肠壁吸收并进入血液。血液会从胃肠道先流向肝脏，然后再循环至全身。酒精的代谢主要在肝脏进行，因为肝脏每小时能够代谢的酒精是有限的，所以如果饮酒的速度超过肝脏代谢酒精的速度，那么血液中的酒精浓度就会升高，来不及完全被代谢，从而对肝脏产生损害。现代医学证实，长期过度饮酒不单对肝脏有损害，对大脑也有严重损害，可导致脑萎缩、痴呆等相应的病症；对胃的黏膜可产生刺激，诱发炎症、溃疡甚至癌变等；对骨骼系统的影响是导致骨质流失，造成骨质疏松、骨股头坏死等；长期大量饮酒也会诱发心脑血管疾病。因此，长期过度饮酒对人的健康是非常有害的，这一点不容置疑。

## 适量的药酒对颈肩腰腿痛是有治疗作用的

药酒对颈肩腰腿痛的治疗作用已有几千年的验证，疗效是确切的。在配制药酒时，要按中医的辨证思维，在专业中医师的指导下，根据病情选择药物，泡制的方法、药材的质量都要搞清楚，不能乱用药。一般选用40~50度的白酒，太高或太低度数都不适宜，千万不能用假酒。最好用陶瓷或玻璃瓶等非金属容器，千万不能用塑料容器。药酒的用法用量也要严格控制，遵照医嘱服用。

## （2）常用的颈肩腰腿痛药酒方

### 独活寄生酒（《千金方》）

独活30克，桑寄生20克，秦艽30克，防风20克，细辛12克，当归50克，白芍30克，川芎20克，生地黄150克，杜仲50克，牛膝30克，党参30克，茯苓40克，肉桂15克，甘草15克，白酒适量。

适应证：颈椎病肢体麻木、疼痛。

### 薏苡仁防风酒（《太平圣惠方》）

薏苡仁45克，防风、牛膝、肉桂心、独活、干地黄各30克，黑豆75克，当归、酸枣仁、川芎、制附子各15克，白酒1500毫升。

适应证：腰膝拘急疼痛。

### 枸杞当归丹参酒（《补品补药与补益良方》）

枸杞、当归、丹参各30克，当归25克、防风15克，白酒1000毫升。

适应证：肝肾虚、气血不足之腰腿痛等。

### 治疗颈肩腰腿痛经验药酒方

◎二乌酒：制川乌、制草乌、红花各20克，川芎、当归、牛膝各30克，黄芪35克，羌活30克，葛根60克，杜仲20克，白酒2000毫升。浸泡1周后服用，每次饮药酒10~30毫升，早晚各1次。如感觉口舌发麻宜减量。

适应证：各种颈肩腰腿痛而无关节红肿发热者。

注意：本酒中制川乌、制草乌有一定毒性，故不宜多服，以免中毒。应在医生指导下泡制、服用。

◎丹参花蛇酒：丹参50克，白花蛇（皮、骨、肉）25克，白酒1500毫升。将丹参、白花蛇切碎，放入酒中密封浸泡，经常摇动。20天后取酒饮服。每日1次，睡前温服20～30毫升。

适应证：本品可祛风湿、活血脉、利筋骨，适用于风湿痹证，见四肢酸软沉重、关节筋骨疼痛、游走不定等。

注意：白花蛇属毒蛇类，浸酒前应去其头和内脏，用其皮、肉、骨入酒。应在医生指导下泡制、服用。

◎祛风胜湿酒：羌活100克，威灵仙100克，当归80克，独活100克，北五加皮100克，防己100克，薏苡仁100克，白酒5000毫升。将上述各药捣碎，置于酒坛中，加入白酒，密闭浸泡，隔日摇动1次，10天后去渣过滤，备用。服用时每日2次，每次10～30毫升。

适应证：本品可祛风胜湿、舒筋活血、通络止痛，适用于四肢、腰脊风湿酸痛，手足麻木等。

### （3）药酒饮用注意事项

◎要注意用量，一般每天2~3次，每次5～20毫升，特别是处方中含有川乌、草乌、附子等有毒的植物药，或毒蛇、蜈蚣、全蝎等有毒的动物药时，更应控制饮用量，绝对不能醉，且不建议长期服用。

◎饮用时间一般应选在餐前或餐后1小时，不宜在吃饭时饮用，以免刺激消化道，影响疗效，一般也不要在睡前饮用。

◎要缓慢饮服，不宜大口灌下，以减轻酒精对胃肠道的刺激。

◎小孩、孕妇、乳母不宜服用。妇女经期或其他有出血倾向的患者，不宜服用活血化瘀力强的药酒。

◎感冒、发热、咳嗽、咽喉肿痛以及患有急性病者，高血压、心脏病、肝病、肾病、糖尿病、肺结核、皮肤病、痛风患者不宜饮用。

◎不胜酒力者、对酒精过敏者、年事过高或身体极虚弱的老年人等不宜饮用。

◎饮用过程中如出现恶心、呕吐、胸闷不适、口唇或肢体发麻等症状，应及时就医。

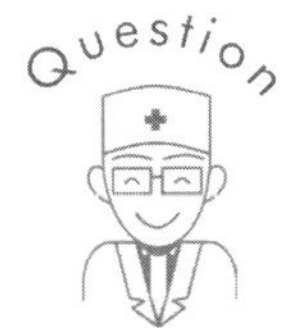


# 10. 出现颈肩腰腿痛，可能是患了癌症吗？

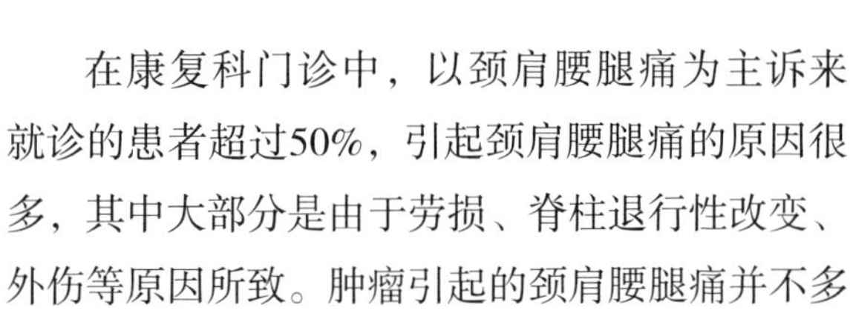

在康复科门诊中，以颈肩腰腿痛为主诉来就诊的患者超过50%，引起颈肩腰腿痛的原因很多，其中大部分是由于劳损、脊柱退行性改变、外伤等原因所致。肿瘤引起的颈肩腰腿痛并不多见，但还是可能出现的。

## （1）案例

39岁的梁先生是一名公务员，一年前无明显诱因出现右背部疼痛，伴有颈痛、右上肢牵拉痛。一开始症状不明显，时好时坏，休息得好疼痛就减轻，做做物理治疗、针灸或者口服一些消炎镇痛药，症状也会减轻，就这样反反复复。颈椎X线检查：颈椎序列连续，生理曲度存在；第五、六颈椎椎体缘见轻度骨质增生，相应钩突及上关节突骨质亦稍变尖，致相应双侧椎间孔稍缩小，第五、六颈椎椎间隙变窄，齿状突稍左偏，寰枢关节间隙大致等宽，椎旁软组织未见明显异常密度影。风湿检查：RF（类风湿因子）77.6单位/升，ESR（血沉）36毫米/时。胸部X线检查：右下肺纹理增粗增多，右心缘欠清，余所见双肺未见明显实质性病变；双肺门结构清，未见增大，纵隔影未见增宽；心影大小、形态未见异常；双膈面光滑，双肋膈角锐利；片中所见肋骨未见异常。诊断为颈椎病（神经根型）。

经过康复综合治疗一周后症状无明显好转，胸部CT示：右肺下叶近肺门旁占位性病变，考虑中央型肺癌伴右肺内、胸膜多发转移，纵隔内、肝门及腹主动脉旁多发淋巴结肿大。患者经化疗一次后疼痛基本消失，化疗四次后，病灶明显缩小，目前一般情况良好。

如今，肿瘤的发病率越来越高，不论哪类肿瘤，大部分患者都会出现疼痛。疼痛也是癌症患者最常见的症状，在癌症的各个期都会出现，主要原因是癌细胞对正常组织的侵蚀、压迫。

### （2）颈肩腰腿痛在什么情况下需要排除肿瘤的可能

◎任何持续性位置固定的疼痛，持续超过一到二周，并经过治疗无明显变化，甚至有加重现象，一定要进一步检查。

◎疼痛呈渐进性发展，就是越来越痛。

◎骨转移是晚期癌症疼痛的常见原因，而且疼痛较严重，对于顽固性腰背痛，应该进行CT、MRI等检查，以排除脊柱肿瘤。

◎癌性疼痛通常为慢性疼痛，持续存在，进展变化较快。出现全身多部位疼痛时，千万不要掉以轻心，应排除癌症疼痛。

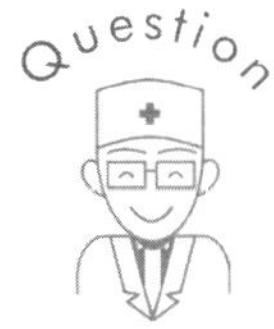


# 11. 颈肩腰腿痛会导致瘫痪吗？

瘫痪，主要是指四肢随意运动功能不同程度的减轻或丧失，它是由于神经中枢或神经传导通路病变引起的。在颈肩腰腿痛疾病中，由于骨质增生、关节错位、炎症改变等各种原因导致的椎管狭窄，如果刺激或压迫到脊髓，严重者可以导致肢体瘫痪。

## （1）不同节段脊髓受到刺激或压迫时的临床表现

见下表。

| 脊髓节段 | 受到压迫或刺激等损害时的临床表现 |
|---|---|
| 高颈段 | 枕部、颈后、耳后放射性根痛，四肢呈上运动神经源性瘫痪，损害平面以下感觉障碍。病变累及颈4脊髓节段时，可导致膈肌、肋间肌运动无力甚至停止运动，出现呼吸困难，甚至呼吸停止。当累及枕骨大孔区时，可有颈项强硬、强迫头位、眩晕，后组脑神经、延髓、小脑受损及颅内压增高等表现 |
| 颈膨大 | 肩、肩胛部、臂部及上肢根痛，先一侧后双侧上肢麻木无力，双上肢呈下运动神经源性瘫痪伴肌萎缩，继而双下肢上运动神经源性瘫痪。肱二头肌反射消失，肱三头肌反射亢进，损害平面以下感觉障碍 |
| 胸段 | 早期有胸腹背部肋间神经痛或束带样放射痛，在内脏反射区的根痛类似阑尾炎、胆石症、胃十二指肠溃疡所致的临床表现，继而由一侧下肢发展至双下肢，双下肢呈上运动神经源性瘫痪，损害平面以下感觉障碍，腹壁反射减退或消失，括约肌功能障碍 |
| 腰膨大 | 腹股沟、大腿内侧及大小腿外侧、会阴和臀部有放射性根痛，损害平面以下感觉障碍，双下肢呈下运动神经源性瘫痪，膝反射、跟腱反射、提睾反射消失，双下肢无力、肌张力降低、肌肉萎缩，大小便失禁或尿潴留 |
| 圆锥部 | 大腿后部、臀部、会阴肛门区有鞍状感觉障碍，因病变常累及周围的腰脊神经根，故常有膝、踝反射和肛门反射消失，性功能障碍（阴茎不能勃起，不能射精，即完全性阳痿），大小便失禁或尿潴留出现较早，但根痛不明显，下肢运动功能正常 |
| 马尾部 | 早期有剧烈的下腰部、骶尾部、会阴部根痛或坐骨神经痛，臀部及会阴肛门区呈鞍形感觉障碍，可有下肢下运动神经源性瘫痪与小腿肌萎缩，膝以下各种反射消失，早期排尿费力、晚期尿潴留。当站立位叩击骶尾部时，患者可出现患侧剧烈神经根痛 |

### （2）严重的脊髓型颈椎病易引起瘫痪

在临床上，严重的脊髓型颈椎病有引起瘫痪的可能。颈椎病分为颈型、神经根型、交感神经型、椎动脉型、脊髓型等多种类型，症状各不相同，神经根型颈椎病患者最多，通常表现为手麻、手疼或者肩颈部疼痛；椎动脉型颈椎病则是患者血管受到压迫，以眩晕症状为主；最严重的是脊髓型，主要表现为缓慢进行性双下肢麻木、发冷、疼痛、行走不稳、步态笨拙、发抖、无力等，行走有“踩棉花感”，头重脚轻，摇摇欲倒，随病情加重甚至可能出现瘫痪。脊髓型颈椎病约占颈椎病患病人群的15%左右，常见于中老年人，但近年来，中青年患者不断增多。颈椎病患者要注意分辨自己的症状，如果出现四肢无力，要尽早到医院进行治疗。日常生活中，要格外注意避免外伤，尽量不要太疲劳，多做仰头耸肩的运动。

另外，在颈肩腰腿痛的治疗方法中，手法按摩最为大众接受，又简便有效。但有些情况是不适宜按摩治疗的，比如脊髓型颈椎病，按摩不能达到治疗目的，相反，如果手法过重，还会加重原有的症状。因为脊髓型颈椎病是由于各种原因引起颈椎椎管的空间变小，脊髓本身已经受到压迫，手法不当又可能使脊髓受到震动撞击或挤压，造成患者立即瘫痪。因此，颈肩腰腿痛一定要到正规医院经专科医生检查确诊，再决定能否进行按摩治疗，以免造成严重的不良后果。

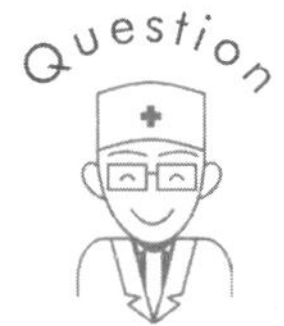


# 12. 颈肩腰腿痛患者应该怎样进行饮食调理

颈肩腰腿痛患者的饮食其实无特别禁忌，和普通人的健康饮食相差无几。中医认为，肾主骨、肝主筋、脾主肌肉四肢，所以强腰壮肾、温肝暖脾，配合祛风散寒、舒筋通络、强筋止痛是中医饮食调理颈肩腰腿痛的基本原则。下面按照颈肩腰腿痛的辨证分型介绍相应的食疗方。

## （1）寒湿痹阻型

表现：痛点固定，以冷痛为主，伴有四肢沉重、无力、麻木，或有手指屈伸不利，指端麻木，不知痛痒。肢体关节活动不利，休息后减轻不明显，日轻夜重，遇寒痛增，得热则减，小便清长，大便烂，舌质淡胖，苔白腻。

饮食原则：温经散寒，逐湿通络。

**食疗方一：生姜羊肉汤**

鲜羊腿肉500克，姜片30克，橘皮10克，当归5克，黄酒20克，葱花5克，胡椒粉3克，熟猪油25克，味精少许，食盐适量。羊腿肉洗净切片，把黄酒、熟猪油、当归、姜片、食盐一起放入大瓷碗中，加水蒸2～3小时，加入味精、葱花、胡椒粉即成。

**食疗方二：小茴香煨猪腰**

小茴香15克，猪腰1个。将猪腰对半切开，剔去筋膜，与小茴香同置于锅内加水煨熟。趁热吃猪腰，可温肾祛寒，汤有腥臊味，不适合饮用。

### （2）湿热痹阻型

表现：痛处伴有热感，或见肢节红肿，口渴不欲饮，烦闷不安，小便短赤，或大便里急后重，舌质红，苔黄腻。

饮食原则：清热利湿，通络止痛。

**食疗方一：葛根赤小豆粥**

葛根15克，水煎去渣取汁，与赤小豆20克、粳米30克共煮粥服食。

**食疗方二：车前草煲猪小肚汤**

猪小肚1只，车前草100克，赤小豆30克，盐适量。翻转猪小肚，用面粉、盐搓洗。然后用清水洗净，除异味。再用热水泡一下，用凉水冲洗，切条。将车前草洗净，扎成小捆。把赤小豆、猪小肚、车前草一起放入沙煲内，大火煲至水滚后，小火煲两个小时即可。

### （3）气滞血瘀型

表现：疼痛剧烈，刺痛，痛有定处，活动艰难，痛处拒按，舌质暗紫，或有瘀斑，舌苔薄黄。多有外伤史。

饮食原则：行气活血，通络止痛。

**食疗方一：三七丹参粥**

三七10克，丹参15克，鸡血藤30克。将材料洗净，加入适量清水煎煮取浓汁，再把粳米300克加水煮粥，待粥将成时加入药汁，共煮片刻即成。随意食用。

**食疗方二：猪尾狗脊三七汤**

猪尾1条，狗脊30克，千斤拔30克，三七10克。将狗脊、千斤拔、三七用纱布袋装好，与洗净的猪尾一起放入砂锅中，加水6碗，煮至1碗，取出药袋，调味后饮汤吃肉。

### （4）肾阳虚型

表现：痛处缠绵日久，反复发作，发凉，喜暖怕凉，喜按喜揉，遇劳加重，少气懒言，面色苍白，自汗，口淡不渴，毛发脱落或早白，齿松或脱落，小便频数，男子阳痿，女子月经后延量少，舌质淡胖嫩，苔白滑。

饮食原则：温补肾阳，温阳通痹。

**食疗方一：枸杞羊肾粥**

鲜枸杞叶500克，洗净切碎；羊肾1对，洗净，去筋膜、臊腺，切碎；大米250克。共加水适量，以文火煨烂成粥，分次食用，食前加葱、姜调料。常食可补肾强腰膝。

**食疗方二：猪肾糯米粥**

猪肾2只，糯米50克，葱白、五香粉、生姜、盐适量。将猪肾洗净，泡水半小时去腥味，去脂肪，切细。将米淘洗干净，与猪肾放入锅内煮成粥，将熟时放入适量的葱白、五香粉、生姜、盐调之即可。

### （5）肝肾阴虚型

表现：痛处酸痛绵绵，乏力，不耐劳，劳则加重，休息减轻，形体消瘦，面色潮红，心烦失眠，口干，手足心热，小便黄赤，舌红少津，脉弦细数。

饮食原则：滋阴补肾。

**食疗方：百合炖鲜鸡**

鲜鸡1只，黑豆、黑枣、百合各50克，姜片、葱花、酱油、味糖、食盐适量。鲜鸡洗净，在冷水中煮开捞出，再洗净，将黑豆、黑枣、百合置鸡肚内，加入酱油、葱花、姜片至炖熟后，取出姜片，加入味精、食盐即可。

### （6）气血亏虚证

表现：四肢乏力，关节酸沉，绵绵而痛，麻木尤甚，汗出畏寒，时见心悸，纳呆，颜面微青而白，形体虚弱，舌质淡红欠润滑，苔黄或薄白，脉多沉虚而缓。

饮食原则：益气养血，舒筋活络。

**食疗方一：莲党杞子粥**

取莲子、粳米、生党参各50克，枸杞子5克，冰糖适量。将莲子用温水浸泡、去皮衣，粳米和生党参、枸杞子一同洗净；将全部原料放入锅内，加适量水煮粥，粥成后加入冰糖调匀即可，空腹温热服下。

**食疗方二：杞子桑葚粥**

枸杞子、桑葚各25克，粳米100克。将枸杞子、桑葚洗净后与粳米一起按常法煮粥，早晚温服。

**食疗方三：羊肉莲子粥**

鲜精羊肉150克，莲子25克，粳米150克，生姜适量。羊肉切成小块，入砂锅，适量加水，再将莲子、生姜、粳米放入，煎煮成粥食用。

第三部分

# 了解骨质增生和骨质疏松

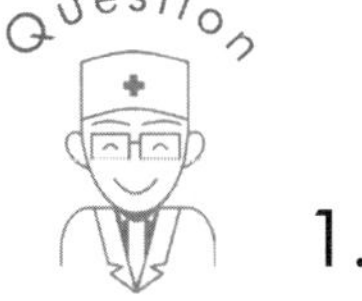


1.

# 骨质增生是怎么回事

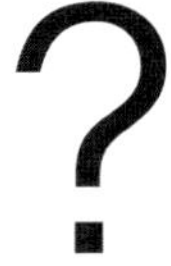

春节回老家，见到一个老同学，他知道我是医生，一见面就问“年前体检时发现腰椎有骨质增生，能不能开点药消除它？”体检报告是这样写的：“L2 ~ L5（“L”指的是腰椎）可见骨质增生，其余椎体未见骨质破坏及骨质增生，椎间隙无变窄，腰椎顺列正常，生理弯曲度存在。诊断提示：腰椎骨质增生。”问他有没有不舒服，他说没有，就是看到报告心里老是不舒服，一直想消除掉腰椎上的骨质增生。骨质增生这个问题比较普遍，给大众造成了很多困扰。

### （1）概念

骨质增生，又称“骨刺”。顾名思义就是骨头长多了一点出来，由于它常发生在骨的边缘，有的像刺一样，因而称为“骨刺”。骨质增生是一种生理现象，随着年龄的增长，骨骼在退化过程中，人体为了减小骨、关节之间的压力，在骨关节边缘上自然而然就会增生一部分骨质，尤其是活动量较大的颈、腰、膝、足跟等部位。它本质上是人体生理上的功能代偿，是人体为适应力的变化而产生的一种自我保护反应。人们在长期的生活和劳动过程中，无论是谁到一定年龄，或早或晚，或快或慢，都会出现各种各样程度轻重不一的骨质增生。

如果骨质增生持续发展，可造成关节不稳、狭窄或错缝（微小移位），刺激、压迫神经和血管，摩擦、刺激关节滑膜，导致渗出、水肿，绒毛肥大增厚、不平滑等，或者致使周围纤维组织炎性水肿、团块粘连或钙化等，或者造成椎间盘组织膨出、突出，软骨脱落，骨小梁骨折、塌陷，甚至骨与关节变形、错位等，产生疼痛等临床症状。

### （2）形成的原因

骨质增生是补钙补多了吗？是缺钙了吗？其实都不是。骨质增生形成的原因是椎体长期受到过度的应力所致，主要是和年龄、工作、生活习惯有关。大部分中老年人都有或轻或重的腰椎骨质增生，这是由于长期的运动磨损导致的骨关节退行性改变，是一种正常的生理现象。然而，现在年轻的骨质增生者越来越多，这和现代人的生活方式和工作密切相关，比如一些司机、文员、流水线上的工人、老师、售货员、体育运动员等，他们在工作中长期保持坐位或站位，或长期剧烈运动，使得腰椎过度拉伸或屈曲，导致关节之间的应力增大，加速了骨质增生的过程。

### （3）治疗

临床上许多患者千方百计地想消除骨刺，但事与愿违，徒增烦恼。没有什么治疗方法可以彻底消除骨质增生、治愈骨质增生，就像老年人的面容，不可能回到18岁一样。治疗骨质增生的关键不是消除骨质增生，而是消除骨质增生造成的周围无菌性炎症引起的疼痛。治疗方法很多，物理治疗、按摩、针灸、服用中西药等都是可行的。目前，市面上治疗骨质增生的药物，其最终目的都是通过活血化瘀、通经活络，达到改善血液循环，消除局部炎症水肿，使肌肉放松和减轻刺激与疼痛，缓解临床症状的目的，并不是消除已经形成的骨刺。

### （4）预防

在预防骨质增生上要因人而异，我们要做的是延缓骨质增生的发生。除了养成良好的工作以及生活习惯外，重点要在体育锻炼上下工夫。

#### 避免长期剧烈运动

长期剧烈运动可以使骨骼及周围软组织过度受力，造成局部软组织损伤和骨骼受力不均，加上疲劳后动作协调性差，容易产生关节软骨应力失衡，从而导致骨质增生。

#### 适当进行体育锻炼

避免长期剧烈运动，并不是不运动。因为关节软骨的营养来自于关节液，而关节液只有靠“挤压”才能够进入软骨，促进软骨的吐故纳新、新陈代谢，所以适当的运动，特别是关节运动，可以增加关节腔内的压力，有利于关节液向软骨渗透，从而减轻、延缓关节软骨的退行性变，预防骨质增生的发生。

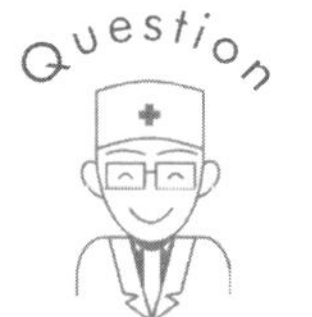


# 2. 什么是骨质疏松？

梁老太今年63岁，年轻的时候是一个身高170厘米的大美女，自50岁收经以来，经常出现腰背部疼痛，随着年龄增长，症状越来越明显，严重时行走都困难，有时还会出现小腿抽筋，身高也逐渐变矮，到现在身高才158厘米，背部也有点驼了，完全看不到当年亭亭玉立的身影。近十几年来，她反复多次入院治疗，医生诊断是骨质疏松。

我们平时所说的骨质疏松，是由于多种病因或病症所致的一种骨骼疾病，主要是指骨量减少，骨微结构退化、骨的脆性增高、骨力学强度下降、骨折危险性增加，并且易于发生骨折的一种全身性骨骼疾病。人随着年龄增大，身体内各器官功能退化，骨质也在悄悄退化，骨质开始变松，骨松质内的骨小梁变薄、减少、消失甚至形成空洞，骨骼的强度、抗压的能力大大减低，椎体骨的承重功能减退。有的患者平时没什么症状，待到发生了骨折才知道患了骨质疏松。

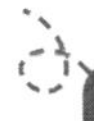

## （1）骨质疏松的症状

### 疼痛

走动或活动时，背部可产生刺痛。工作或提重物时，背部可产生沉重的疼痛。平躺时，疼痛减轻。这是由于骨的微观结构退化，骨质流失，表现为骨小梁变细、变稀，乃至断裂，这实际上是一种微骨折，所以会导致周身骨骼疼痛。

### 驼背、身高变矮

正常的脊椎骨近似四方形，当骨质变得疏松，抗压能力降低，椎体骨的承重功能减退，就会引起脊椎微骨折，椎体就会变扁，引起驼背、身高变矮。

### 骨折

骨质疏松发生后，稍微碰撞或跌倒都可能引起骨折。常见的骨折易发生在骨松质较丰富的脊椎、股骨上端及桡骨下端。

## （2）引起骨质疏松的危险因素

◎高龄，尤其是老年妇女。

◎女性绝经过早（自然或手术引起）、绝经后妇女雌激素突然减少。

◎食物含钙量低。

◎缺乏运动。

◎吸烟、高蛋白饮食、高盐饮食、进食大量咖啡因、酗酒、摄入维生素D不足。

◎长期暗室工作，太阳光照不足。

◎甲状腺功能亢进、性机能减退、糖尿病、炎性关节病、长期静脉营养、胃大部切除、移植手术等。

◎长期使用某些药物，如肾上腺糖皮质激素、过多甲状腺激素补充、抗癫痫药物、抗凝剂等。

### （3）骨质疏松的预防

骨质疏松是一种自然的现象，但只要我们趁年轻时做好预防措施，将来年纪大时，骨质疏松的程度便可大大减轻。直至今天，医学界仍不能治愈此症，改善生活方式、培养健康的生活习惯仍是最佳的防治方法。

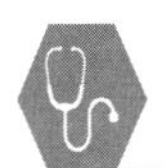

#### 健康生活方式减少钙质流失
#### ——户外运动是预防和减轻骨质疏松的最佳方法

运动有刺激骨形成和抑制骨吸收的作用，可减少钙质流失。运动能增强背部、臀部和腿部的肌肉力量，让骨骼更合理地支撑身体重量。运动以慢跑、快走、骑车、游泳、做体操、打太极拳等较为适宜。其中，游泳对骨质疏松的人来说最为适合。而练习体操、太极拳等，是预防跌倒、防止髋部骨折的重要运动方式。

需要注意的是，骨质疏松患者运动时要避免弯腰过度，以防脊柱和腰部受损。最应该避免的运动是跳高、快跑等高强度运动。另外，不要扭腰、仰卧起坐等，以免增加脊柱的压力。其他一些需要常弯腰、扭腰的运动，如打高尔夫球，也不要练习，以免造成损伤。

## 储备骨量——补充钙剂

骨质疏松的根本原因就是骨量减少。人体骨骼中的有机基质和沉积在有机基质中的钙盐从骨骼中外向流失，是导致骨量减少的原因。因此，可以在医生的指导下适当地补充钙剂。

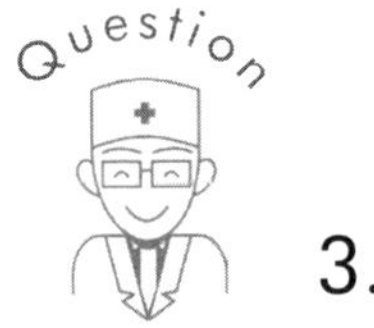


# 3. 一直吃钙片，为什么还会出现骨质疏松？

黄老伯今年72岁，精神还不错，每天还和一些老伙伴下棋弹琴，但是，近段时间老是出现颈痛、腰痛，到医院检查，诊断为骨质疏松。黄老伯很纳闷，自己都很注重补钙，坚持每天吃钙片，而且也经常喝牛奶，怎么还是会有骨质疏松呢？

正常人从青春期开始骨量增加，到30岁左右骨量达到最高峰值，此期可维持5～10年，一般40岁以后开始骨量丢失，以后随着年龄的增长，骨量丢失逐渐增加。尤其是女性进入更年期及绝经期后，骨量丢失便进一步加速。骨量丢失可使骨密度下降，骨质疏松、动脉硬化等疾病接踵而至。补钙可以补充骨量，因此对于老年人来说，补钙是保持健康生活的重要方法。生活中确实有许多像黄老伯一样的人，经常吃钙片、喝牛奶，但是，最终还是得了骨质疏松，那么导致补钙效果不佳的原因是什么呢？

## （1）钙的吸收代谢

钙在人体的吸收代谢过程主要分三步：

第一步，钙的摄入，就是我们平时所说的吃钙片、喝牛奶等。

第二步，钙的吸收，是指摄入的钙在胃肠道的吸收。

第三步，钙的沉降，钙被吸收到血液中即形成血钙，血钙沉降到骨中才能治疗骨质疏松。

在这三个环节中，任何一个环节出现问题，都会导致补钙效果不佳。

> 人体内有一套血钙自稳系统，正常情况下，血液中的钙能够正常地沉降于骨中，当人体血液中缺钙时，骨中的钙又会释放入血中以保持血钙的稳定，血钙可维持人体的许多正常生理功能。但是，如果骨中的钙长期不断地释放入血中，就会导致骨质疏松。我们平时所说的骨质疏松，可能是钙的代谢某个环节出了问题，不一定真的是人体缺钙了。

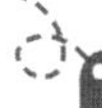

## （2）补钙效果不佳的主要原因

第一，钙的摄入量不达标。

正常成年人补充钙的标准是每天800毫克，绝经后妇女和老年人为每天1000毫克；我国老年人食物摄取钙的量约为每天400毫克，需每天额外补充钙500 ~ 600毫克。在选择钙片时，不能只看说明书上的剂量，还应当了解其含有钙的量。例如葡萄糖酸钙片如果标注为每片1000毫克，而含钙量为9%，则每片含钙量为90

毫克；乳酸钙含钙量为12%，则每克乳酸钙实际含钙120毫克；碳酸钙含钙量为40%，则每克碳酸钙含钙量为400毫克。

第二，胃肠道对钙的吸收减弱。

正常人对各种钙剂的吸收率一般在20%~30%，不管是什么剂型，也不管是国产的还是进口的，都没有太大差异，可任意选用。但如果人体缺乏胃酸，对钙剂的吸收就会明显下降。老年人由于消化系统功能衰退，可出现胃黏膜萎缩、胃酸分泌减少等情况，导致对食物的消化吸收功能下降，自然钙的吸收率也下降。这也是为什么老年人补了钙，却仍然缺钙的重要原因。

第三，血钙沉降到骨中的能力减弱。

人体内有多种化学物质可影响钙的吸收，其中最主要的是维生素D。有研究表明，老年人血液中维生素D的整体水平较低，尤其是女性。维生素D在体内的主要功能：一是促进小肠对食物中钙的吸收，使血钙浓度维持正常，为骨骼的形成提供“原料”；二是促进骨骼中钙盐的形成，让血液中的钙能够顺利转移到骨骼中，为新骨的形成提供条件；三是增加老年人神经肌肉的协调性，增加肌力，减少跌倒风险。因此，对于老年人来说更需要补充活性维生素D，以促进钙的吸收和沉降，增加肌力防止跌倒。

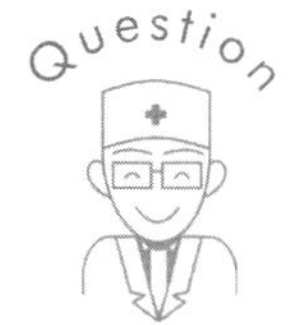


# 4. 骨质疏松患者应该如何正确补钙呢

众所周知，骨质疏松的本质就是骨量流失，骨中的钙含量减少。而钙是人体生命活动中具有特殊生物功能、需要量较大的矿物元素之一，几乎参与一切生命活动和细胞功能。人的一生必须维持正常钙的生理平衡，才能保证身体的健康。因此，保证钙的摄入是维护健康生命的根本，也是预防骨质疏松的关键。那么，骨质疏松患者应该如何正确补钙呢？

## （1）保证食物中足量的钙摄入

增加一日三餐中钙的摄入，是最有效、最简便、最经济的办法。在日常进食中多进食含钙丰富的食品，如牛奶及牛奶制品、豆及豆制品、排骨、脆骨、虾皮、海带、发菜、木耳、核桃仁、黑芝麻等，还应该吃一些含胶原蛋白的食物，如蹄筋、猪蹄等。另外，还应多吃新鲜蔬菜，如苋菜、雪里蕻、香菜、芹菜、小白菜，还要多吃水果，以便补充足够的维生素D及维生素C。

### （2）在服用钙剂时，要注意服用方法

钙在酸性环境下易被人体吸收，为了让钙剂充分吸收，一般胃不太好的人最好在进餐时或饭后立即服用，以减少胃部不适。必要时，也可用橙汁、苹果汁等酸性果汁送服，以提高胃液酸度。服用时建议加服定量的维生素D或含维生素D的果汁，这样有助于钙的吸收。对于绝经后的妇女、老年人、小孩，特别是肝、肾功能不太好及日光照射少和长期工作在室内的人，补充一定量的维生素D对于促进钙的吸收是必不可少的。建议老年人选择咀嚼型钙片，嚼碎后服用，或少量多次服用，以提高钙的吸收率。

### （3）要注意，不恰当的补钙会给人体带来不利影响

老年人群除了骨质疏松外，往往还患有其他疾病，如高血压、高血脂和糖尿病等，长期服用钙剂对一些疾病会有影响。因此，要定期做相关检查，如肝、肾功能检查等，并咨询医生应该如何合理服用钙剂。补钙对骨质疏松的防治效果是肯定的，特别是对老年人在防治骨质疏松方面有重要意义。但是，补钙应以食物补充为主，药物补充为辅，要注意营养的平衡。

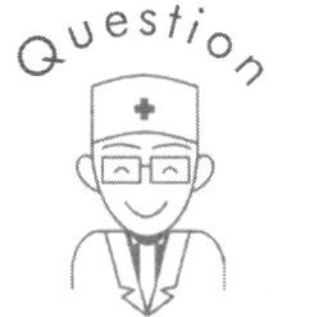


# 5. 喝骨头汤能补钙吗

“喝骨头汤补钙”的说法在民间广泛流传，到底喝骨头汤能不能补钙？如果单从补钙这个角度来讲，可以很肯定地说，不能。为什么呢？因为虽然动物的骨骼含有大量的钙，但是很难被分解，即使在高温条件下，骨骼中呈结合状态的钙也难以释出。根据测定，1千克骨头汤仅含20毫克的钙，1碗猪脊骨汤中仅含1.9毫克的钙，这对人体每日应补充的钙量来说，实在是微不足道。有人曾计算过，如想以骨头汤中这点钙来满足人体钙的摄入的话，每天最少得喝400碗骨头汤，显然这是不现实的。有人说“熬骨头汤时加少量醋就可以补钙”，加少量醋的确可使骨头汤里的钙有所增加，但钙含量仍然很低，总之，骨头汤不管加不加醋，都不适合用来补钙。

然而，我们说喝骨头汤不能补钙，并不是反对喝骨头汤。在生活中，鲜美的骨头汤还是很吸引人的。骨头汤营养丰富，从中医的角度来讲，人们喝了骨头汤以后，能收到一定的滋筋补骨、壮腰健肾的效果，还可以强身健体、改善营养代谢。因此，适量喝些骨头汤，对健康是有益的。但是，应当明白，骨头汤的补钙作用是十分有限的。而且，久熬的骨头汤，由于油脂、嘌呤较高，对人的健康也有不利的一面。

第四部分

# 颈肩腰腿痛需要做的检查

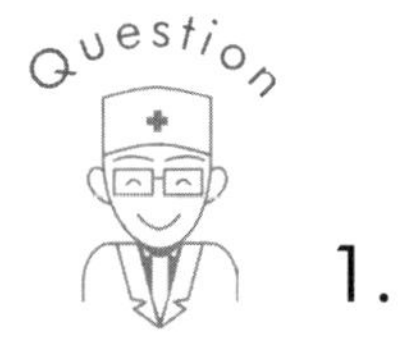


# 1. 颈椎病、腰椎病，拍X线片还是CT、MRI好？

每天在病房查房时，经常有患者问：“隔壁床的那位和我一样是颈椎病、腰椎病，可为什么安排我做的是拍X线片，安排他做的却是CT和MRI呢？”为什么同是脊柱相关疾病，医生选择的检查会不一样呢？哪种检查效果更好呢？

## （1）X线检查

X线检查主要是利用人体组织各部分因密度不同，吸收及透过X线量不同，在荧光屏或胶片上形成亮暗、黑白有别的影像，从而帮助医生发现人体的某些异常改变。在颈椎及腰椎检查中，X线检查能清晰反映出脊柱生理曲度的改变、椎间隙变窄、椎体相对缘增生硬化、椎体缘骨赘增生、钩突肥大变尖、关节突肥大、骨赘形成、椎间孔狭窄等改变，还可以排除椎骨的先天畸形、肿瘤、结核、炎症等。但存在相邻器官组织密度差异不大而不能形成对比图像、软组织构成器官不能显影或显影不佳等缺点，不能显示出椎间盘、脊髓、神经根等椎管内组织的变化。

颈椎X线片可以很清晰地看出椎骨之间的情况，对发现骨折与错位非常重要。不但可以用来诊断颈椎病，更重要的是可以排除颈部的其他疾病，如韧带钙化、骨关节结核、先天畸形、骨折脱位、肿瘤等。颈椎X线片主要有正位片、侧位片、斜位片、张口位片、动力片。

## 侧位片

主要观察椎体的排列、关节突、关节位置的细微变化及棘突的移位，可较准确地测量椎管前后径，并可观察颈椎生理曲度的改变，如变直、前凸、反弓等，以及椎体前后接近椎间盘的部位是否有骨质增生或韧带钙化、椎间隙是否变窄、椎体是否半脱位等情况。

## 斜位片

主要观察椎间孔的大小、形状及钩椎关节部骨质增生的程度，颈椎有旋转移位时，可见患椎的上关节突向前上方变位，使椎间孔横径变小。

## 张口位片

主要观察枢椎齿状突的形态、齿状突和侧方关节的间距，以及侧方关节的间隙是否有倾斜或其他异常改变。

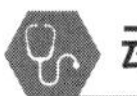

### 动力片（过伸过屈的侧位片）

可显示颈椎由于失稳引起的移位，是判断颈椎关节是否失稳的首选方法。

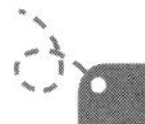

### （2）CT检查

CT又称计算机X线断层摄影术，是利用X线束对人体某一层面进行扫描，由探测器通过光电转换，将扫描所得信息进行计算机处理，将每个体素的X线衰减系数或吸收系数排列成矩阵，再用数字/模拟转换器把数字矩阵中的每个数字转换为由黑到白不等灰度的小方块，形成像素，即CT图像。其密度分辨力高，克服了传统X线平片影像重叠的弊端。在颈椎及腰椎检查中，可直接显示突出的椎间盘组织、椎管、脊髓的形态，其图像清晰，解剖关系明确，但只能做断层的扫描，不能全面成像。

### （3）MRI检查

MRI就是磁共振成像，是把人体放置在一个强大的磁场中，通过射频脉冲激发人体内的氢质子，发生核磁共振，然后接收质子发出的核磁共振信号，经过梯度场三个方向的定位，再经过计算机的运算，构成各方位的图像。它的软组织对比分辨率最高，可清晰地显示脊椎、脊髓、硬脊膜、椎管内脂肪、神经根和椎间盘。但空间分辨率不及CT，对骨骼钙化分辨不够敏感，图像易受多种伪影影响。

综上可知，三种检查方法各有优缺点，颈椎病、腰椎病又分很多种类型，同一种类型在不同患者身上又可能有不同的特殊情况，因此须由医生结合病情，综合分析，选择适当的相关检查。

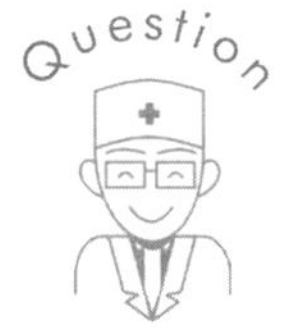


# 2. 颈肩腰腿痛患者需要抽血化验检查吗？要检查哪些项目？

小李，男，25岁，近半年来出现腰部疼痛，特别是早上起床时明显，还有僵硬感，来到医院就诊，医生先是让小李拍了张腰椎X线片，结果出来后又让小李去抽血，查血清中是否有一种叫HLA-B27的物质，这是为什么呢？

## （1）颈肩腰腿痛患者需要进行抽血化验的情况

颈肩腰腿痛的病因很复杂，可分为损伤、退化、炎症、肿瘤、发育和姿势异常等五大类疾病。一些典型的损伤、退化、发育和姿势异常等病例可通过X线、CT或MRI等影像学检查结合症状体征即可明确诊断，但一些非典型的病例尚需通过抽血化验，与炎症、肿瘤等相关疾病鉴别后方能确定诊断。而对于炎症、肿瘤所致的相关颈肩腰腿痛疾病，则更需要通过化验来进一步得出诊断。譬如小李，查血清HLA-B27，就是为了明确其腰痛是不是强直性脊柱炎所导致的。

因此，在颈肩腰腿痛疾病的诊断中，血液化验不可忽视。其实，不只是在诊断时需要抽血化验，在治疗的过程中，抽血化验也具有指导作用，如颈椎病或腰椎间盘突出的患者，在治疗过程中若发现血象异常升高，则须考虑骨髓或椎间盘感染的可能，应及时予以抗感染治疗。或者需要手术时，应完善血常规、凝血功能、血沉、血糖等化验，如有异常，须及时采取相关措施，待相关指标正常后方可手术。

## （2）颈肩腰腿痛患者常用的检验指标

那么，抽血化验时我们要进行哪些项目的检查呢？其实我们还是要根据临床症状及体征的特点进行针对性的选择。如考虑为细菌感染性疾病，常用的一些化验项目有血常规、血沉、微生物学培养；如考虑为类风湿性疾病，则可进行血沉、类风湿因子、C反应蛋白等的化验；如需与肿瘤鉴别，则须进行肿瘤标记物、免疫因子等的化验；若考虑为强直性脊柱炎，就需要查血清HLA-B27了。

### 血沉（ESR）

血沉又称为红细胞沉降率是将抗凝血放入血沉管中垂直静置，红细胞由于密度较大而下沉。通常以红细胞在第一个小时末下沉的距离表示红细胞的沉降速度。血沉加速，表示病情复发和活跃；当病情好转或不再发展时，血沉也会逐渐恢复。引起血沉加快的颈肩腰腿疾病有各种组织损伤及急性坏死、强直性脊柱炎、类风湿性关节炎、脊柱结核、脊椎骨髓炎、椎间隙感染及脊柱的恶性肿瘤等。当然，血沉是一种非特异性检查，不能单独用以诊断任何疾病，仅能作为参考。

风湿热是一种反复发作的、急性或慢性全身性结缔组织病。主要累及心脏、关节、中枢神经系统、皮肤和皮下组织。与甲型溶血性链球菌感染有关，临床表现以风湿性关节炎、风湿性心脏病为主，可引起肩、膝等受累关节红、肿、热、痛和活动受限。

## 抗“O”

抗“O”是抗链球菌溶血素“O”抗体（ASO）的简称。溶血性链球菌是一种细菌，感染人体可产生一种叫溶血素“O”的物质，机体为了对抗它便产生了相应的抗体，即抗链球菌溶血素“O”抗体。因此，测定抗“O”可以间接地知道人体是否感染过链球菌，如果抗“O”升高，同时有血沉增高、血清黏蛋白增高，则表示有风湿热活动。

## 类风湿因子（RF）

类风湿因子是一种自身抗体，检查结果升高则表明有类风湿的可能，结果越高诊断意义越大。

## C反应蛋白（CRP）

在组织炎症、坏死等情况下，血清中可有C反应蛋白，如检查结果为阳性，则可能为急性风湿性关节痛、活动性结核、广泛播散的恶性肿瘤。

## 碱性磷酸酶（ALP）

碱性磷酸酶增高表明骨重建功能的活跃性增加，多见于骨癌或骨转移癌、多发性纤维性骨炎、甲状旁腺功能亢进等疾病。

第五部分

# 关于颈痛的问题

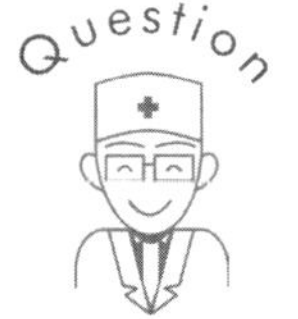


# 1. 什么是颈椎病？颈椎病有哪些治疗方法？

门诊经常碰到这样的人，由于长期坐办公室、对着电脑工作，因此脖子经常疼痛，严重的甚至出现头晕、恶心、天旋地转等症状，通常这些情况都与颈椎病相关。

颈椎病，在这手机、电脑日益增多的社会里，大家对于这病名都不会陌生。几乎所有人都会或多或少地有颈痛、肩痛等不适症状的出现，只是很多人的症状不严重，但暂时的不严重，不代表以后不会加重，所以我们要了解颈椎病，以便更好地预防和缓解颈椎病。

## （1）什么是颈椎病

颈椎病就是泛指颈段脊柱病变的疾病。它的范围很广，确切地说，颈椎病包括颈椎椎间盘、骨关节、软骨、韧带、肌肉、筋膜等所发生的退行性改变及其继发改变，致使脊髓、神经、血管等组织受损害（如压迫、刺激、失稳等）所产生的一系列临床症状，因而又称为颈椎综合征。

医学研究证实，人在20岁左右颈椎就开始退化了，逐渐出现椎间盘变性、脱水、血肿，微血管的撕裂，骨刺，关节及韧带的退行性变及椎管狭窄。伴随着人均寿命的延长，颈椎病的发病率逐年增加。有资料表明，50岁左右的人群中颈椎病的发病率大约为25%，60岁左右则达50%，70岁左右则几乎为100%，可见颈椎病是现代人的常见病和多发病。

## （2）颈椎病的五大类型

### 颈型

颈型颈椎病是颈椎病中最轻的一型，也是最常见、最容易诊断的一种。患者以青壮年为多，就诊前往往有多次反复落枕病史。目前由于手机、电脑的普及，学习、工作压力大等多种原因，发病年龄渐趋年轻化，笔者曾经接诊的一位颈痛患者，年龄仅6岁，颈椎生理曲度变直，追问病史，原来是家长为了哄孩子，任由孩子长时间低头玩手机。患者以颈部酸、痛、胀及不适感为主，且常诉说头颈不知放在何种位置为好。一般患者躺下后症状减轻，站位或坐位时加重。向上牵拉颈部时，症状可减轻或消失。

## 神经根型

神经根型颈椎病也较多见，主要为颈神经根受到压迫刺激所致。表现为根性痛、上肢的放射痛；皮肤可有感觉异常，如麻木、过敏；严重者有肌肉萎缩。由于此类型颈椎病的疼痛与普通肌肉酸痛较为不同，因而往往在发病早期即引起患者注意，所以患者前去就医的时间早，疗效当然也好，约90%以上的患者可以治愈。由于疼痛症状是从颈部向远侧手腕部放射，因此，又被称为下行性颈椎病。

## 椎动脉型

椎动脉型颈椎病是由于椎动脉受到外来的压迫或刺激，引起功能失调而产生的一系列症状。主要症状是眩晕，伴有头痛、视觉障碍。椎动脉型颈椎病起病突然，约半数以上的患者是突然发病的，开始毫无症状，也没有什么先兆，只是颈部向某个方向转动一下，当即出现眩晕，甚至感到天旋地转，严重者还会猝倒。该型有反复发作倾向。

## 交感神经型

交感神经型颈椎病是由于颈椎各结构病变的刺激导致一系列交感神经症状。症状上与椎动脉型颈椎病类似，患者常以头晕为主要症状，但伴有交感神经症状，如头痛、恶心呕吐、视物不清、眼部胀痛、心率和血压改变、听力障碍。临床检查结果与神经根型颈椎病相类似。

## 脊髓型

脊髓型颈椎病占颈椎病的10% ~ 15%。这类型颈椎病的颈痛症状不明显，主要表现为缓慢进行性双下肢麻木、发冷、疼痛、行走不稳、步态笨拙、发抖、无力等。行走有踩棉花感，头重脚轻，摇摇欲倒，随着病情加重甚至可出现瘫痪。脊髓型颈椎病多见于外伤，亦可在颈椎椎管狭窄的基础上发生。脊髓型颈椎病相对严重，较为难治，因此必须及时就医诊治。

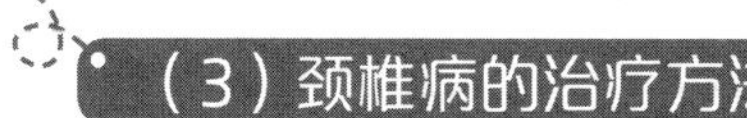

## （3）颈椎病的治疗方法

### 颈椎牵引

颈椎牵引是治疗各种无牵引禁忌证颈椎病的首选疗法。通过颈椎牵引可以解除神经、血管、脊髓的压迫，并快速缓解颈椎病症状。牵引的疗效及安全性与牵引所采用的体位、牵引的力量、牵引的时间和牵引的角度有直接关系，因此，颈椎牵引最好在专业物理治疗师指导下进行。

### 推拿

推拿是治疗颈椎病的常用方法，患者最易接受。通过手法复位、肌肉放松、穴位点压、理筋整脊等方式，改变颈椎、肌肉、肌腱等组织的力学结构，从而达到治疗的目的。推拿的疗效与治疗师的技术密切相关。

### 物理治疗

物理治疗方法很多，有中低频电疗、高频超短波疗法、冲击波疗法，还有光疗等。用于治疗颈椎病时，它们的作用主要是改善局部组织的循环代谢、缓解肌肉痉挛以及止痛等，是治疗颈椎病的主要辅助手段。

## 针刺

针刺治疗颈椎病疗效确切，但是其疗效与针灸师的辨证施治水平、针法等个人能力密切相关。不同的病情症状所取的穴位不同。

## 艾灸、拔罐

艾灸、拔罐对病程较短、外感风寒的颈椎病特别有效。艾灸的时间一定要足够，最好能达到1小时以上。

## 中药内服

在用外治法治疗颈椎病的同时，通过辨证施治服用一些中药汤剂也很重要。中药内服可以提高疗效、调理体质，降低颈椎病的复发率。

## 消炎止痛

颈椎病急性疼痛时，可适当服用一些消炎止痛药，以减轻临床症状，使病灶修复得更快。

## 运动保健

在颈椎病的预防方面，运动保健必不可少。适当的颈椎保健操可以减轻颈椎病的症状。

临床上，根据颈椎病患者不同的临床表现、病程、发病原因等，可以选择不同的治疗方法。

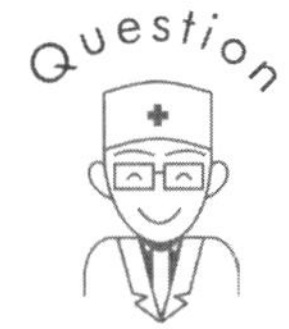


# 2. 有哪些情况会引起颈痛？各型颈椎病引起的疼痛有什么不同

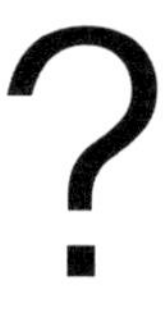

颈痛是临床常见的病症，引起的原因很多，主要分为外伤性与非外伤性两大类。外伤性的疾病有骨折、关节脱位或半脱位、韧带损伤或破裂、外伤性颈椎间盘突出等。非外伤性的疾病有颈椎病、类风湿性关节炎、强直性脊柱炎、颈部感染性炎症以及骨髓炎、肿瘤、脑膜炎等。而在这些病症中，以颈椎病引起的颈痛占绝大多数。

## （1）不同类型颈椎病引起的疼痛各有特点

### 颈型颈椎病所致的疼痛

包括颈椎小关节错位、落枕、颈肌扭伤等引

起的疼痛。主要是由于椎间关节位置改变引起颈部肌肉平衡失调导致的。表现为局部疼痛，多呈钝痛或隐痛。

### 神经根型颈椎病所致的疼痛

主要是由于颈椎退化导致脊神经根受刺激、压迫或牵拉引起的疼痛。表现为受刺激的脊神经所分布的区域疼痛，多呈上肢放射性疼痛，沿脊神经分布区域由手臂放射至手指，多为刺痛，常伴有麻木感。有些患者头部活动可引起颈、肩、臂部疼痛及上肢放射痛，常伴有手指麻木感，晚间较重，影响休息。

### 椎动脉型颈椎病所致的疼痛

主要指由于颈椎位置、结构、退化等原因导致椎动脉缺血、痉挛所造成的偏头痛，多为一侧性，局限于颞部，发作短暂，呈跳痛或灼痛，常伴有眩晕，发作多与颈部转动有关。当椎动脉痉挛引起枕大神经缺血时，可出现枕大神经支配区疼痛，疼痛性质为间歇性跳痛，从一侧后颈部向枕部及半侧头部放射，可伴有灼热感，少数患者患部呈现痛觉过敏，触及患部头皮时，疼痛难忍，甚至触动头发即感剧痛。

### 交感神经型颈椎病所致的疼痛

主要指由于颈椎不同节段的神经受影响，引起相应节段内脏区的疼痛，如下颈部颈椎病可在出现上肢症状的同时，伴发心绞痛或胃痛等。常常伴有半身酸麻感、肢体发凉或灼热感、肢端痛、出汗异常及心律失常等。

### （2）建议

颈痛的患者大部分伴随着神经根或组织水肿所致的无菌性炎症过程，因此，应用非甾体类抗炎药治疗是非常必要的，但也要及时停药，不宜久用。另外，必要的休息是一定要的，同时应根据病因进行颈椎关节复位、肌肉松解及物理治疗等综合治疗。

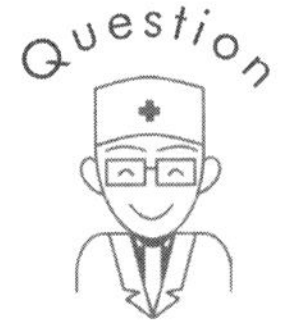


# 3. 出现脖子痛，医生说是颈椎关节错位，是怎么回事？

小刘，男，30岁，脖子疼了一个多星期，转动时明显，到医院检查，医生说是颈椎关节错位导致的颈痛，那么这个颈椎关节错位是怎么回事呢？

所谓颈椎关节错位，就是颈椎椎骨位置不正，通常是指颈椎椎骨之间的小关节面因为周围软组织损伤、韧带及骨关节退行性变而出现移位。颈椎关节之间只要有轻微的移位，就会引起周围肌肉、肌腱、韧带等组织紧张紊乱，引发出一系列的临床症状，比如头晕、头痛、颈痛、手麻等。临床上又称为颈椎小关节紊乱，中医称为骨错缝、筋出槽，随着现代人生活与工作方式的变化，这种情况越来越多。

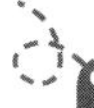

## （1）引起颈椎关节错位的原因

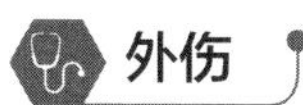

### 外伤

颈部外伤可导致颈椎周围的软组织痉挛、损伤或断裂，造成出血水肿，使肌肉、韧带张力失去平衡而致颈椎关节错位，如摔跤、不当的扳颈手法等导致的外伤。

### 慢性劳损

长期不良的姿势和工作习惯，可导致颈部肌肉韧带持续紧张，造成慢性劳损而使颈椎关节错位。如长时间伏案工作、低头看手机、打麻将等。

### 感冒

感冒也能导致颈椎关节错位。感冒后，可出现鼻塞、咽痛、咳嗽等上呼吸道感染症状，继而出现咽喉部充血水肿，而上段颈椎的前面就是咽喉部，咽喉部充血水肿可引起邻近的颈椎韧带、肌腱等软组织出现炎性水肿渗出，从而导致颈椎旁的连接组织松弛，造成颈椎间小关节的轻微错位。

## （2）不同节段的颈椎关节错位出现的症状

颈椎是联结头颅与胸椎的骨性结构，其作用除支持头颅外，还有维持其内部的脊髓及椎动脉稳定性的作用。颈椎也是所有椎骨中活动度最大的，所以相对容易受伤、错位。颈椎共有七节，除第1颈椎与第2颈椎比较特殊外，第3～7颈椎的结构基本相同。

由于各节段颈椎的脊神经支配区域及功能不同，不同节段的颈椎关节错位影响的脊神经不同，所以不同的颈椎关节错位的表现各不相同，比如上位颈椎关节错位可能出现眩晕、头痛等，下位颈椎关节错位可能出现颈痛、上肢麻痹等。

**不同节段的颈椎关节错位出现的症状**

| 错位节段 | 脊神经支配部位 | 脊神经受压后所产生的症状 |
|---|---|---|
| 第1颈椎 | 头部血管、脑垂体、头面、内耳等 | 头痛、头晕、失眠、精神恍惚、倦怠、健忘、体力下降、面瘫、高血压、心动过速等 |
| 第2颈椎 | 眼睛、鼻窦、舌、额头、乳突等 | 眩晕、偏头痛、耳鸣、重听、耳痛、鼻窦炎、过敏症、斜视、近视等 |
| 第3颈椎 | 头、外耳、面骨、牙等 | 神经痛、痤疮、湿疹、咽部异物感、颈痛、胸闷、牙痛、甲状腺功能亢进、心动过速等 |
| 第4颈椎 | 鼻、唇、口、耳、咽管等 | 鼻炎、口唇溃疡、中耳炎、耳聋、咽部异物感、胸闷、呃逆、心动过缓等 |
| 第5颈椎 | 声带、颈部腺体、咽等 | 咽喉炎、声带嘶哑、眩晕、视力下降、上臂疼、心律失常等 |
| 第6颈椎 | 颈部肌肉、肩部、扁桃体等 | 颈部僵硬、上肢桡侧麻木疼痛、扁桃体炎、气管炎、哮喘、低血压、心动过缓等 |
| 第7颈椎 | 甲状腺、肩、肘、滑囊等 | 滑囊炎、甲状腺疾患、低血压、心房纤颤、上肢尺侧麻木疼痛等 |

### （3）颈椎关节错位的治疗

颈椎关节错位的治疗原则是解除肌肉痉挛，消除椎旁组织的炎症水肿，改善局部血供，使错位的小关节复位，最佳的治疗方法是手法复位。在手法复位的基础上，配合电疗、红外线照射、颈椎牵引、针灸、中药汤剂等治疗也非常有效。如果疼痛严重，可服用一些消炎镇痛药。

出现颈椎关节错位要及时治疗，治疗期间要制动，不宜剧烈运动，不要找无经验的人扳颈复位，以防病情加重，导致意外出现。在日常生活中，要改变一些不良的生活、工作习惯，加强身体锻炼、注意休息，增强体质，提高自身免疫力，防寒保暖，预防感冒。坚持做颈部保健体操，增强颈部肌肉力量及韧带柔韧性。

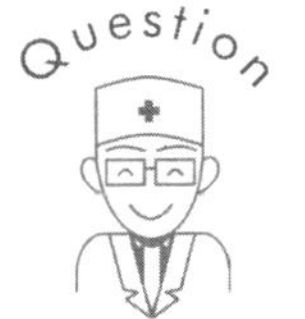


# 4. 什么是落枕？落枕应该如何处理？

落枕其实是一种轻型颈椎病，是临床常见病，主要表现为早上起床时，脖子或上背部酸痛不适，颈部转动受限，不能自由旋转，一转头脖子就疼。严重者俯仰也有困难，甚至头部强直于异常位置，使头偏向患侧。检查时颈部肌肉有触痛，浅层肌肉痉挛、僵硬，触之有条索感。

落枕的主要原因是睡姿不良或者枕头过高、过低、过硬，使颈部关节向一侧过屈，而对侧的关节囊受到过度牵拉，导致疼痛。另外，睡觉时外感风寒受凉，如空调、风扇使用不当，导致局部肌肉、血管痉挛，也可造成落枕。

### （1）落枕的处理

◎内服散寒解表中药很重要！落枕是太阳经受寒的主要表现，散寒解表才能事半功倍，可在桂枝汤的基础上进行辨证施治。

◎手法治疗对缓解症状效果好。但有的患者是在颈部长期病变的基础上发病的，如颈部肌肉长期劳损或颈椎有退行性病变等，这些患者即使通过手法治疗，使紊乱的关节复位，颈部软组织的充血、水肿、增厚等炎性变化也会继续造成颈部不适，因此需要较长时间的治疗、休息才能痊愈。

◎针灸、物理治疗、运动疗法也有一定疗效。

◎早期疼痛严重时可在医生指导下适当用一些非甾体类消炎止痛药。

虽然落枕是一种比较轻的病，只要及时采取治疗措施，症状可以很快消失，甚至好多人不治也会好，但落枕发出的信号却不容忽视！落枕是颈椎在喊：“我很累了！不要再折磨我了！”一方面说明颈椎的劳损已经形成，再不注意就会发生比较严重的颈椎病；另一方面说明我们的身体较虚寒，需要加强体质锻炼。

### （2）落枕的预防

◎远离生冷寒凉之品，防止造成体质虚寒。

◎起居有常，不妄作劳，注意睡姿，避风防寒。

◎适当进行颈部体操锻炼。

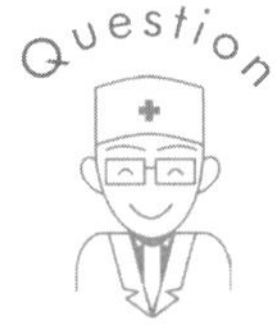


# 5. 什么是头晕？头晕是颈椎病造成的吗

人们所说的“头晕”是一种比较通俗的说法，相当于医学上广义的眩晕。现代医学认为头晕是一种症状，很多疾病都会出现，比如脑血管疾病、五官科疾病、颈椎病等。

## （1）头晕（广义的眩晕）的分类

◎眩晕（狭义）：感觉天旋地转，或有自身左右摆动、漂浮翻滚的感觉。有时伴有恶心、呕吐、耳鸣等现象，但神志是清醒的。

◎头昏：感觉头昏脑胀、昏昏沉沉、头重脚轻，但神志也清楚的。

◎昏厥：指突然昏迷、猝倒、不省人事。

### （2）中医对头晕的认识

中医对头晕的认识与眩、晕、昏三个字有关。

#### 眩

眩的本义是眼前发黑，视物不清。临床上低血压、低血糖患者出现的眩晕就是这种情况。《黄帝内经·素问》云：“诸风掉眩，皆属于肝。”眩晕的原因多为肝血不足、清阳不升，应予以温补肝血、化痰除湿治疗。

#### 晕

晕的本义是日月周围的光圈，后来泛指环绕运动、波动、旋转，形容感觉起伏不定、旋转，如坐舟车。中医认为，晕是心神不定的一种表现。临床上的梅尼埃病、颈性眩晕等属于此类。它的原因多为痰浊不降，蒙蔽心窍。祛除痰浊最简单的方法就是呕吐。所以好多眩晕的患者伴有恶心、呕吐，这是人体自我修复的本能。胃中痰浊吐干净了，晕也就消失了。因此，碰到这种情况不宜简单止呕，应该以降阳明、调理中焦为主。可以服用浓姜葱汤，艾灸肚脐眼，按压内关、足三里等穴位。

#### 昏

昏的意思就是昏迷，意识不清。同现在所说的猝倒、昏迷不醒相同。

### （3）颈椎病引起的头晕特点

呈间断性、反复性发作，发作时与颈部活动姿势有明显关系，可伴有恶心、呕吐、颈项背部不适、耳鸣、视觉障碍等症状，其发病以中老年人居多，但随着生活和工作方式的转变，发病人群有年轻化趋势。

### （4）临床上引起头晕的疾病

◎梅尼埃病。梅尼埃病是一种内耳病变，为中年以上人群阵发性眩晕最常见的原因。最典型的临床症状是发作性眩晕、听力减退、耳鸣。

◎良性发作性位置性眩晕病。此病多数学者认为是耳石器病变所致，故又称为耳石病。

◎高血压。高血压也是头晕很常见的原因之一。虽然现在很多人注重定期体检，但还是有很多人，特别是老年人不知道自己有高血压，常常头晕，自己随便在药店买点药吃就算了，甚至知道自己有高血压，也不当回事，也不去就医，直到晕得很严重才到医院看，这是很危险的，容易引发脑出血等疾病。

其他可以引起头晕的疾病还有前庭神经元炎、迷路炎、小脑后下动脉血栓形成、颅内肿瘤、外伤、精神性疾病等。

### （5）病案

龙某，62岁，男性。患者在早上起床后觉得头晕，有天旋地转感，还伴有呕吐，立即由家人送到医院急诊，头部CT检查提示脑白质脱髓鞘改变，诊断为眩晕查因（颈椎病？），收入院治疗。入院后予以吸氧、抗眩晕、改善循环等处理（基本上治疗颈性眩晕的药都用上了），经过2天的治疗，患者头晕情况没有好转。通常情况下，普通颈椎病引起的头晕，只要治疗两三天就会好转。患者有高血压，给予降压处理后，血压也基本正常，但头晕依然没有好转。主管医生意识到，这种头晕可能不仅仅是颈椎病、高血压造成的，应该排查其他疾病。

首先考虑的是脑部情况，虽然患者入院时做过头颅CT，但做CT检查时，患者发病没到24小时（发病24小时内做CT只能排除脑出血，如果是脑梗死的话，至少要等到发病24小时后才能显示出来），因此立即复查脑部CT，果然，CT提示小脑梗死！有了明确的诊断，治疗就好办了，给予抗血小板凝集、加强营养脑神经、脱水等处理，患者头晕症状逐渐减轻，到出院时，症状基本缓解，手脚活动很好，基本没有什么后遗症。

由此可见，虽然颈椎病引起的头晕较为常见，但不能把所有头晕的原因都归为颈椎病，比如上面的例子，要考虑到其他病变的可能。

头晕症状涉及多个学科、多种疾病，而我们常见的颈椎病引起的头晕，仅仅为血管性眩晕的一部分。如果出现头晕，首先应该保持冷静，不要慌乱，选择最舒适体位，避免声光刺激，及时就医诊断。根据情况进行检查，如血压、血糖、生化检查，必要时进行颅脑CT、颈椎X线、椎动脉超彩等相关检查。

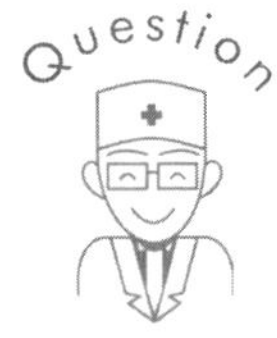


# 6. 手指麻木是颈椎病造成的吗？应该如何处理

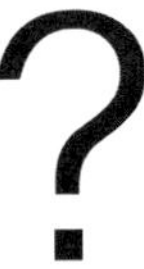

关某，男，50岁，由于双手指麻木不适就诊。自述近日双手指麻木不适，入夜尤甚，甚至半夜被麻醒，严重影响睡眠，痛苦不堪。经颈椎X线拍片等相关检查，诊断为神经根型颈椎病。予以颈椎牵引、中药治疗后病情反复，后经针灸治疗三次，症状基本消失，偶有麻木，嘱其加强颈部保健，注意防寒保暖。

在门诊中，以手指麻木为主诉来就诊的患者不在少数，引起手指麻木的原因很多，其中颈椎病引起的手指麻木尤其多见。

### （1）手指麻木的原因与对策

◎血液循环障碍导致的手指麻木。这是由于工作姿势不对或保持一个姿势太久，上肢持续疲劳而出现的手指短暂性麻木。这种情况往往与血液循环有关，主要是由于血管被压迫，导致手指缺血而产生的。

对策：此类麻木偶尔发生尚属正常，经常出现就要加以注意，需要加强锻炼，适当地做些体操，注意劳逸结合。

◎糖尿病周围神经病变导致的手指麻木。这种麻木像戴了手套一样，而且双手都有，严重的双足也会麻木。

对策：治疗以控制血糖为主，改善循环、营养神经。

◎颈椎病引起的手指麻木。出现这种麻木的患者最多，主要是由于颈椎退行性改变如骨质增生、颈椎间盘突出、韧带钙化等原因，导致颈神经受到压迫，影响到手部神经而引起手指麻木。

对策：拍颈椎X线片以明确诊断，可予以康复综合治疗，如针灸、推拿、物理治疗、颈椎牵引等，必要时可加用营养神经的药如甲钴胺、维生素$B_{12}$等。

◎手部过度疲劳所致的手指麻木。现代社会使用触摸屏手机、电脑键盘工作的人，以及一些手工劳动者，如银行点钞员、电子厂员工等，由于手指反复使用，导致手部肌肉、肌腱过度疲劳，从而会出现手指麻木。

对策：减少手部劳损作业。

◎手部神经损伤所致手指麻木。

对策：首先可进行神经肌电图检查，然后根据具体情况进行康复综合治疗。

◎警惕脑血管疾病如中风先兆、脑动脉硬化等导致的手指麻木，此类麻木多数伴有无力感。

对策：及时到神经科诊治，必要时行颅脑CT或MRI检查。

### （2）手指麻木的预防保健

◎适当加强体育体操锻炼，平时可进行瑜伽、八段锦等锻炼。避免上肢过长时间单一运动，如打麻将、手工操作等。

◎平时可以间歇服用补气补血、活血化瘀的中药，如党参、黄芪、三七、丹参、枸杞子、大枣等。

◎注意防寒保暖，特别是夜间睡觉时慎防空调冷风。

◎如果出现手指麻木，要及时就医诊断。

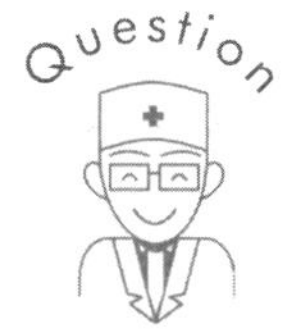

# 7. 颈椎病做颈椎牵引有什么作用？自己能在家里做吗

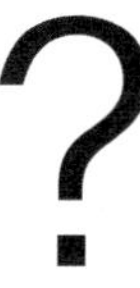

颈椎牵引是治疗颈椎病的常用方法，它的主要作用是调整和恢复已被破坏的椎管内外平衡，消除刺激症状，恢复正常颈椎功能。颈椎牵引有利于消退组织的充血、水肿，可使颈椎间隙增宽，神经孔增大，从而减轻或解除对神经根的压迫，消除疼痛和麻木等症状。

## （1）颈椎牵引的具体作用

◎使得头颈部肌肉松弛，解除肌肉痉挛。

◎使得椎间隙增大，缓解椎间盘组织向周缘的外突压力，有利于外突组织的复位。

◎使得椎间孔增大，缓解椎间孔中的神经根

和动静脉等受刺激、压迫的情况，松解神经根袖和关节囊之间的粘连。

◎使得嵌顿的小关节松开，调整错位关节和椎体的滑脱，改善颈椎的曲度。

◎使得扭曲的椎动脉得以伸展，从而改善脑的血供。

◎使得颈椎管纵径延长、弯曲的颈髓得以伸展。

◎使得后纵韧带紧张，有利于突出物回纳。

◎限制颈椎的活动。

◎帮助患者养成正确的坐姿。

### （2）颈椎牵引的具体操作

一般不建议患者在家进行牵引，因为颈椎牵引的方式、时间、力度、角度与疗效的关系非常密切，因此最好在医生的观察下进行。如果病情不是很重，在医生的指导下可以尝试在家里进行颈椎牵引，但要注意安全。

颈椎牵引时患者的姿势有两种：坐位和卧位。轻者坐位，病情较重者卧位。坐位牵引时，将布制枕颌牵引带（由双层白布制成，又称四头带）套于患者的枕部及下颌部，左右两侧之前后叶缚在一起，将牵引绳（约2米长）之一端与牵引带连接，使绳子通过距离患者头高约1米处的滑车后，将绳的另一端挂上所需要的重量，一般重量从4千克开始，可以逐渐适度增加重量，以感觉舒适、症状减轻为宜。最多不宜超过10千克。卧位牵引时，于床头的横梁上安装一个滑车，牵引绳一端与枕颌牵引带连接，另一端通过滑车后连接牵引重量，同时将患者头一侧的床脚抬高20～25厘米，以防止患者沿牵引方向移动。

家庭颈椎牵引时应注意以下几点：

◎牵引时枕颌牵引带的前面部分应套于下颌部，切勿滑向颈前喉部，以免引起窒息事故。

◎每次牵引均应有家属在旁边照看，一旦枕颌牵引带向喉部滑移或出现其他问题，家属可以及时给予帮助。

◎牵引时不必强求头颈部的某一特定位置，以患者自觉症状得以减轻为宜。一般说来，坐位牵引主张患者头颈部前倾约20°，因为此位置椎间隙增宽最明显。有些患者颈部中立位（俗称头颈伸直）牵引效果不明显，改为头颈部前倾（前屈）20°位牵引，症状很快就会得到改善。

◎一般采用间断牵引法，每日1~3次，每次30分钟。牵引的最初几天，少数患者可有头晕、头胀或颈背部疲劳感，遇到这种情况，应该从小重量、短时间开始牵引，以后根据患者具体情况，逐步增加牵引重量和延长牵引时间。如果患者不适感较为严重，甚至出现病情没有减轻反而加重的情况，则应该停止牵引，改用其他治疗方法。

◎对病程较长的脊髓型颈椎病，症状有手脚无力、走路有踩棉花感、拿东西不稳等，有时牵引会使症状加重，因此此类患者不适宜在家里做颈椎牵引。

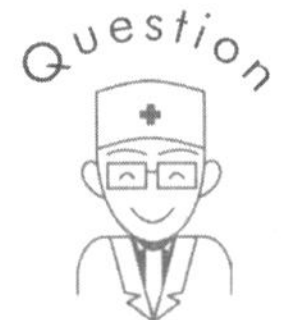


# 8. 小孩子也会得颈椎病吗？

好多人以为，颈椎病是成人才会患的病，小孩子是不会得的。要认识这个问题得先从颈椎病产生的原因说起。

颈椎病产生的原因主要有三个：一是颈椎间盘及其相关结构随着年龄增长而产生退行性变，这是产生颈椎病的主要原因。二是颈椎长期慢性劳损，所谓慢性劳损是超过正常生理活动范围最大限度的活动造成的，包括睡眠的不良体位、工作的姿势不当及不适当的体育锻炼等。三是头颈部外伤，如交通意外、工作与生活中的意外、运动性损伤、不得法的推拿牵引等。

单从颈椎病的发病原因来分析，似乎小孩

子不可能得，可是，现实生活又是如何呢？由于生活、饮食、学习、玩耍等环境的变化，小孩子患颈椎病的越来越多。因此，可以肯定地说小孩子也会得颈椎病。

### （1）小孩子得颈椎病的主要原因

◎由于学习紧张，长期伏案读书、写字，导致颈肩肌肉疲劳。

◎读书写字时姿势不正确，以及每天背着沉重的书包，导致颈椎及相关组织长期处于紧张状态。

◎长时间玩智能手机、电脑、iPad等电子产品，保持一种姿势会使脖子和肩膀周围的肌肉持续紧张，时间一久就可能导致肌肉、韧带的痉挛、劳损，这时往往会感到颈部、肩部酸痛难忍。

◎户外活动及体育锻炼不够。

### （2）建议

小孩子要注意生活学习中的姿势问题，做作业或看书时，要保持正确的姿势，尽可能地远离手机、电脑、iPad等电子产品，如果做不到也要尽可能减少使用时间，家长要起监督作用。另外，要加强身体的功能锻炼，特别是颈肩部的活动锻炼。

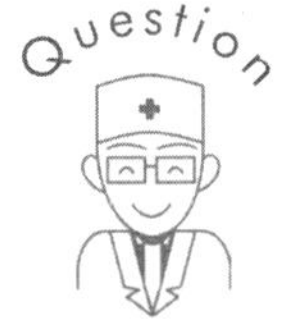


# 9. 得了颈椎病，睡觉不用枕头好吗？用什么样的枕头好？

刘女士得了颈椎病，医生说，睡觉不宜用高枕。回家后，她干脆不用枕头，但睡了一段时间后，颈椎病不但没有好，反而加重了，这到底是咋回事？

## （1）枕头是我们的好伙伴

枕头是我们睡觉的必需品，它可以让我们在睡眠中保持头颈部处于正常的生理曲度，这种生理曲度既可保证颈椎外在肌肉的平衡，又可保持椎管内的生理解剖状态。过高的枕头使头部抬高，颈椎前曲弧度变直，甚至向后弯曲，颈后部肌肉长期处于牵伸状态或紧张状态，造成颈后肌肉劳损，影响颈椎的稳定，甚至可使颈椎关节错位。同样道理，枕头太矮也不利于保持颈椎的生理曲度，因此，用过高或过矮的枕头都易引发或加重颈椎病。一个高度合适的枕头有利于全身放松，保护颈部和大脑，促进和改善睡眠，不仅可使人们得到充分休息、消除疲劳，还能起到保健养生治病的作用。

### （2）理想的枕头

一个理想的枕头应符合颈椎生理曲度要求，质地柔软，透气性好。仰卧时枕头边缘应保持弧形，不能呈斜坡形，以中间低、两端高的元宝形为佳。因为这种形状可利用中间的凹陷部来维持颈椎的生理曲度，也可对头颈部起到相对制动与固定作用，减少在睡眠中头颈部的异常活动。无论是青少年，还是中老年人，都应使用高度适中的枕头。枕头高度要符合个人的肩宽需要，适宜的高度应为个人的一个拳头到一个半拳头，相当于6 ~ 10厘米，枕头的长度超过两侧肩部10厘米左右即可。

合适的枕芯也很重要，一般来说枕芯要质地柔软、硬度适中、透气性好，可选用荞麦皮、蒲绒、豆壳、棉花等。

也有很多人通过在枕芯里加入中药制成药枕来治病养生。将具有疏通经络、调畅气血、芳香开窍、益智醒脑、强壮保健等作用的中药经过炮制后，装入枕芯，即可制成药枕。中药作用于经络、血管、神经，有一定的防治疾病和延寿抗衰的作用。

第六部分

# 关于肩痛的问题

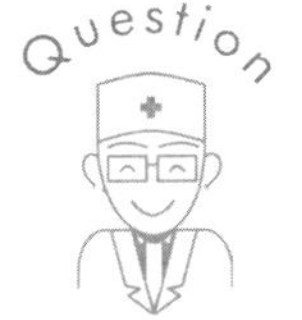


1.

# 什么是肩周炎？肩周炎为什么难治

在现实生活中，很多中老年人都会有过一次甚至几次肩部疼痛，伴有肩关节活动不了的情况，有的会说“之前我也有过肩疼痛，当时痛得很，好几天都睡不着。但过段时间就好了，不痛了，还能活动自如呢”，也有人说“我有过肩周炎，治好了，怎么又复发呢？这次还拖了这么久还没好”，更有些人说“我这肩膀啊，几年前又痛又不能动，一抬手就痛，特别是穿衣服、梳头的时候，痛得不得了，我没理它，让它自己好，过一两个月不动它就不痛了，只是这个肩膀活动性很差，这几年就没用这边手梳过头”。为什么会有这些情况出现呢？在医学上，这些情况通常就是肩周炎引起的。肩周炎为什么治好了会复发，或者几年了还治不好？是因为肩周炎很难治呢，还是我们并没有真正认识它？

### （1）肩周炎的特点

肩周炎是指肩关节周围肌肉、肌腱、滑囊和关节囊等软组织的慢性无菌性炎症。炎症导致关节内外粘连，从而影响肩关节的活动。肩周炎的两大特点就是肩关节疼痛和肩关节活动障碍。肩周炎在国内习惯称为“冻结肩”“五十肩”，而中医称为“凝肩”或“漏肩风”。

为什么会有这么多名字呢？这跟肩周炎的特点有很大关系。本病好发于50岁左右的人，故又称“五十肩”。也就是说越接近50岁的人越容易患此病，一般发病年龄在45～55岁。小于40岁或大于60岁者也有发病的，但是较少，即使患了本病一般也较轻，治疗也较容易。患肩周炎以后，肩关节活动困难，难以举臂至头顶、不能梳头等，肩仿佛被冻结或凝固了一样，故又称为“冻结肩”“凝肩”。肩周炎患者常自觉有冷气进入肩部，也有患者感觉有凉气从肩关节内部向外冒出，故又称“漏肩风”。患本病时，患者常感觉夜里睡觉时被子盖不严，总是有风，而且肩关节疼痛也在夜间较重。

肩周炎是一种软组织的慢性无菌性炎，所以，它跟其他软组织慢性损伤性炎症一样，是自限性疾病，预后是良好的。但现实中，有很多中老年人肩周炎的病期却很长。这是为什么呢？最大的原因就是患者本身没有认识到如何治疗和预防肩周炎。

### （2）肩周炎的发病过程

肩周炎的发病过程分为急性期、慢性期（亦称“冻结期”）、功能康复期（也叫“解冻期”）。

## 急性期

上面提到，肩周炎的一大特征就是疼痛，所以在急性期我们需用药物控制，可选用消炎镇痛、缓解肌肉痉挛的西药，还可以配合中药，如姜黄桂枝汤。当然，在使用药物的时候，要遵从医务人员的指导。现实生活中有的患者在未经医生诊断的情况下，不规范用药，这就会延误病情。有些患者受得住疼痛，完全不把肩周炎当一回事，过段时间疼痛减轻，就认为病好了，其实不然，肩周炎疼痛减轻不一定就是痊愈了，还可能是进入了慢性期。

## 慢性期

这段时期主要表现为肩关节活动障碍，肩关节像被冻结了一样，活动不了，所以亦称为“冻结期”。在这个时期，肩关节周围大部分软组织失去弹性，如肌肉韧带挛缩成条索状、肌腱与腱鞘明显粘连，此期活动受限程度最明显。

◎在慢性期，肩关节周围仍然存在无菌性炎症，所以慢性期的治疗以缓解疼痛、减轻炎症、松解关节为主。通常的治疗方法有物理治疗、关节松动术和治疗性锻炼。

◎物理治疗：包括超短波治疗、微波治疗、低频电治疗、红外线治疗等。其中，超短波治疗也可用于急性期。

◎关节松动术：通过对肩关节的摆、滚、推、旋转、分离和牵拉等手法，可以起到缓解疼痛、促进关节液流动、松解组织粘连的作用。在急性期，亦可运用关节松动术，但建议小范围松动，部分患者认为越痛好得就越快，所以活动范围过大，这样往往会出现反效果，“欲速则不达”，使病情加重。

◎治疗性锻炼：包括伸肩运动、肩部自动运动、肩关节前屈、主动或助动抬肩运动、肩胛控制练习、肩部伸展运动、肩关节旋转练习。

肩关节活动障碍通常在7～12个月缓解。

## 功能康复期

在这一时期，肩关节活动度逐渐增加，如同冻结的肩关节慢慢解冻一样，所以也称为“解冻期”。这个时期里炎症基本消退，疼痛逐渐减轻，我们可以加强上述的物理治疗，但更重要的是加强功能锻炼。

预防方面，要坚持合理的运动，增强肩关节周围肌肉和肌腱的强度。

只要我们知道肩周炎各个时期相应的处理方法，再配合合理的功能锻炼，肩周炎并不难治。

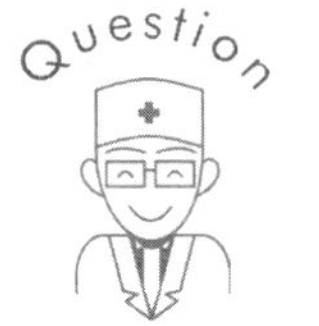


2.

# 有哪些情况会引起肩痛

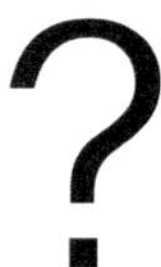

肩痛在临床上是经常出现的，很多患者没有明显诱因就出现肩痛，有的是早上起床后发现肩痛，有的甚至不知道什么时候出现的。虽然肩周炎引起的肩痛很常见，但不能说肩痛都是肩周炎造成的。临床上能造成肩痛的疾病主要有如下几种。

◎肩周炎：一般无外伤史，表现为肩关节及其周围肌肉疼痛、无力、活动障碍。夜间自觉加重，影响睡眠。疼痛可以引起持续性的肌肉痉挛，肌肉痉挛可轻可重，疼痛和肌肉痉挛可局限在肩关节，也可放射到头后部、手臂、腕及手指、胸部、肩胛骨区等。

◎肱二头肌长头肌腱炎：常有轻微外伤或过劳史，部分患者因受风着凉而发病。表现为肩前疼痛，并可向上臂和颈部放射，肩部活动时疼痛加重，检查时见肩前肱骨结节间沟内的肱二头肌长头肌腱部局限性深压痛。肩部肌肉痉挛，肩关节外展和外旋运动明显受限。

◎冈上肌筋膜炎：一般常见于中青年，起病缓慢，有轻微的外伤史或受凉史，症状一般不明显。疼痛以肩峰大结节处为主，并可向颈、肩和上肢放射；肩关节活动受限；在冈上肌抵止部的大结节处常有压痛，并随肱骨头的旋转而移动，局部封闭可使疼痛立刻消失。

◎肩关节附近的滑囊炎：肩关节附近的滑囊常因受到摩擦、撞击等慢性刺激或损伤而引起滑膜炎症，滑膜充血、水肿、渗出增加，使滑囊肿胀、张力增加而产生剧烈的疼痛，甚至可造成周围组织的粘连。

◎肩袖钙化：肩袖钙化是指钙质沉积在肩袖的肌腱中而引起的肩部疼痛及活动受限。只有当钙质沉积物增大到能接触滑囊底部时，肩关节外展与喙肩弓的碰撞才能在肩峰下滑囊的底部与钙质沉积物的周围引起炎性反应，产生肩部疼痛、活动受限等一系列临床症状。

◎颈椎病：神经根型颈椎病引起的颈肩疼痛常常沿上肢向手部放射，疼痛分布区与患节脊神经分部区相一致，多为刺痛，常伴有麻木感。肩部活动一般不受限。

◎内脏疾病：如心脏病、胆囊炎、肝炎、肺炎等可引起牵涉性的肩部疼痛。此类疼痛肩部检查一般无异常，肩关节活动也正常。

◎肿瘤：对那些疼痛严重、夜间尤甚，经过治疗病情缓解不明显而且进展较快的肩痛要高度关注，进行相关检查以排除肿瘤的可能。

◎其他情况：如类风湿性关节炎、多发性肌炎、风湿病等，以及某些代谢性疾病如痛风、骨质疏松等也可引起肩痛。

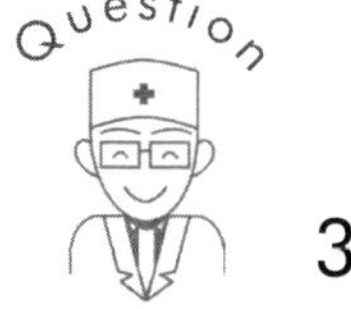


# 3. 肩周炎的功能锻炼有什么作用？功能锻炼的方法有哪些

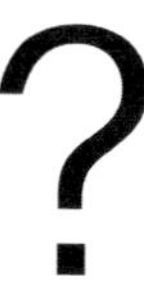

在生活中，为什么有些人说从来没有得过肩周炎，而有些人却肩周炎反复发作，有些人甚至肩关节一直活动受限？古人常常说病是三分治、七分养，所以，学会自我保健很重要，肩周炎的自我保健主要是加强功能锻炼。

## （1）功能锻炼的作用

◎强身健体，扶正祛邪，有利于肩周炎的康复。

◎活血化瘀，消肿定痛。达到通则不痛、消肿定痛的目的。

◎濡养关节筋脉，缓解痉挛、筋强、筋硬

等，使关节滑利，伸屈灵活。

◎减轻肌肉萎缩和肩部粘连。

## （2）肩周炎的功能锻炼方法

### 爬墙运动法

面对墙壁，两腿分开站立，与肩同宽，腹部贴墙，双侧肘关节微屈，五指张开放在墙上，沿墙壁缓慢向上爬动，使患肢尽量爬高，以微痛为度，然后缓缓向下回到原处，如此反复多次。

### 内收托肩法

患者或站或坐，患侧肘关节内收屈曲放于胸腹前，紧贴胸壁，另一侧手掌托于肘部，缓慢向健肩方向用力，以患肩微痛为度，然后慢慢放回，如此反复数次。

### 背后拉手法

两腿分开站立，与肩同宽，双手向后，由健手拉患侧手腕，渐渐向健肩方向拉动，以患肩微痛为度，然后慢慢放下，如此反复多次。

### 环转运动法

前环转运动：两腿分开站立，与肩同宽，患侧上肢前屈70°～90°，以此为轴，以肩为支点，顺时针或逆时针做环转运动，也可两个方向交替进行。动作幅度由小到大，力量由弱到强，速度由慢到快。

侧环转运动：两腿分开站立，与肩同宽，患侧上肢外展，度数小于外展最高点20° ，以此为轴线，以肩为支点，顺时针或逆时针做环转运动，也可两个方向交替进行。动作幅度由小到大，速度由慢到快。

## 手拉滑车法

在屋柱或其他地方装一个滑车，坐或站于滑车下，两手握住绳的两端，以健肢用力，牵拉带动患肢来回拉动，幅度逐渐增大。

## 上臂摆动法

◎前后摆动：两腿站立，与肩同宽，弯腰或直立，患侧上肢伸直，做前屈后伸摆动，动作由小到大，速度由慢到快，逐渐用力。

◎左右摆动：双腿站立，与肩同宽，弯腰或直立，患侧上肢伸直做内收外展摆动，动作由小到大，速度由慢到快，逐渐用力。

## 抱颈收展法

患者或站或坐，双手在颈后交叉打扣，双侧先用力内收，夹挤头颈，然后再用力外展，如此反复多次。

## 外旋运动法

两腿分开站立，与肩同宽，背靠墙壁，患侧或两侧握拳屈肘，用力尽量使拳背碰到墙壁，如此反复多次。

## 双手托天法

两腿分开站立，与肩同宽，双臂弯曲至胸腹前，掌心向下，双手十指交叉，上抬至颈或头前，以腕关节为轴，两手外翻，掌心向上，两手用力上托，两臂依势返回，如此反复多次。

以上功能锻炼方法可视患者年龄、体质、病情进行选择，可全部做完，也可选择一部分。一般每日2次，早晚各1次，每次10～30分钟，年龄大、体质差者可以短一些，年龄小、体质好者可以长一些，伴有心脏病、高血压等疾病者可以短一些。

肩周炎疼痛和粘连的程度不同，其功能锻炼的幅度也不同。一般来说，疼痛、粘连较重者，功能锻炼的幅度宜小；疼痛、粘连较轻者，功能锻炼幅度宜大些；开始幅度小些，逐渐加大；在急性期，功能锻炼的幅度宜小些，慢性期可大些。每次活动到有些微痛为度，切不可锻炼幅度过大、急于求成。功能锻炼要持之以恒，坚持不懈，循序渐进，同时配合其他疗法，效果更好。

# 第七部分

# 关于腰腿痛的问题

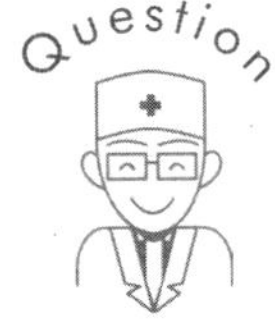


# 1. 什么是腰椎间盘突出症？腰椎间盘突出症是怎么引起的？

腰椎间盘突出症是临床上较为常见的一种腰部疾病，是指在外力的作用下，腰椎间盘的纤维环破裂，髓核从破裂处突出而致相邻组织受刺激或压迫，从而产生腰部疼痛，一侧下肢或两侧下肢麻木、疼痛等一系列临床症状。多发生在青壮年，而且男性多于女性。

## （1）认识腰椎间盘

要知道什么是腰椎间盘突出症，就要先了解椎间盘。椎间盘位于椎体与椎体之间，是一个纤维软骨盘，它由髓核、纤维环组成，形状像一个小圆饼，厚8～10毫米，上下两面是连接椎体的软骨板，中间是胶状的髓核，四周包着致密的纤维环。

正常情况下，椎间盘占整个脊柱高度的1/4，可以保持腰段的高度，维持椎间孔及侧方小关节的大小和距离，可使椎间孔内神经根在正常情况下不受刺激，还可起到连结上、下腰椎椎体，限制腰椎扭转活动的作用。椎间盘主要由胶原蛋白和水组成，弹性大，特别是髓核具有形变作用，因此人体运动或肩背、腰部突然增加负荷时，髓核可起到吸收震荡和减压的作用。青少年腰椎间盘含水量多、弹性大，随着年龄增大，椎间盘里的髓核含水量下降，纤维环的弹性也下降，在外力的作用下就容易出现纤维环破裂，导致髓核向外突出产生病变。

### （2）椎间盘突出的分类

根据突出的程度，可将椎间盘突出大致分为膨出、突出、脱出、游离4型。膨出型是指椎间盘的纤维环松弛，弹性降低，椎间盘超出椎体边缘而膨隆，这种情况一般无症状，可在体检时发现，但如果在外力作用下，膨隆的纤维环刺激到周围组织，有些也会出现腰痛或腰腿痛。突出型是指椎间盘突出的髓核被很薄的纤维环所约束，纤维环尚未断裂，但突出物已压迫神经根，产生临床症状，此类患者最多，病情变化大，有腰背痛及下肢痛。脱出型是指椎间盘的纤维环已破裂，髓核向后脱出，但脱出物尚未与椎间盘分离，脱出物可压迫左边或右边或双侧神经根，产生较为严重的腰腿痛。游离型就是脱出物游离于椎管内，可出现马尾神经压迫症状，包括大小便异常、足下垂等，此类患者少见，但需急诊手术治疗。

### （3）腰椎间盘突出的原因

腰椎间盘突出的原因主要有两方面，一方面是腰椎间盘的退行性变，另一方面是腰椎受到外力的影响，如外伤、劳损、受凉受寒等。在正常情况下，腰椎间盘经常受体重的压迫，加上腰部又经常进行屈曲、后伸等活动，很容易对椎间盘造成挤压和磨损，从而产生一系列的退行性变。正常成人20岁以后腰椎间盘就开始退行性变，随着年龄的增长，退行性变越来越严重，主要表现为髓核的含水量降低，纤维环的坚韧程度降低。在此基础上加上外力作用，如突然的负重或闪腰、腰部外伤、姿势不当、外感受寒受凉，纤维环破裂，髓核突出而发病。有时在剧烈咳嗽、打喷嚏、因大便秘结而用力屏气时也可发生髓核突出。

### （4）腰椎间盘突出症的临床症状

当突出的椎间盘组织刺激和压迫椎管内的脊神经根、血管或其他周围组织时，就会出现一系列的临床症状。

#### 腰痛

首先出现的是腰痛，由于突出的椎间盘组织物（大部分是髓核）的部位、大小、方向，以及个体本身椎管管径、体质等因素的不同，临床表现也有一定差异。大部分患者自觉腰部持续性钝痛，平卧时减轻，站立时加剧，可适度活动或慢慢行走，一般情况下疼痛尚可忍受。也有部分患者为突发性的腰肌痉挛样剧痛，难以忍受，行走困难，须卧床位息，严重影响生活和工作。

### 下肢放射痛

超过80%的患者伴有一侧或双侧下肢沿大腿外侧向下放射至足趾的放射痛，表现为由腰部至大腿及小腿后侧的放射性刺激或麻木感，直达足趾。

### 下肢发冷、发凉及其他症状

有少数患者由于腰椎管内的交感神经纤维受到突出物刺激而自觉下肢发冷、发凉；如果髓核突出严重可出现继发性腰椎椎管狭窄症的表现，如间歇性跛行；如果髓核突出刺激了马尾神经，可出现会阴部麻木、刺痛，大小便功能障碍。女性可出现尿失禁，男性可出现阳痿，严重者可出现大小便失禁及双下肢不全性瘫痪，但这种现象临床上较少见。

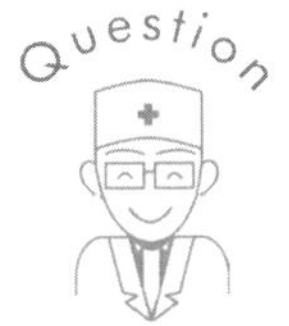


## 2. 如何治疗腰椎间盘突出症？

腰椎间盘突出症的主要问题是突出物压迫神经根，以及突出物所产生的神经根周围无菌性炎症。治疗目的是解除神经根压迫，使周围炎症水肿消退，症状消失。腰椎间盘突出症的治疗方法很多，大致可分为两大类，即非手术疗法和手术疗法。常用的非手术疗法有卧床休息、腰椎牵引、推拿、物理治疗、针灸、中西药物治疗、骶管注射、腰背肌锻炼等。手术疗法包括全椎板椎间盘摘除术、经皮椎间盘摘除术、髓核化学溶解术、椎间盘镜椎间盘摘除术等。

### （1）卧床休息

急性期的患者由于突出物所致神经根及周围组织水肿炎症刺激较明显，适当的卧床休息可使椎间盘的内压降低（有研究表明椎间盘内压以卧位最低），有利于突出过程的停止和修复，改善血液淋巴循环，促进创伤性化学性毒素和炎性水肿的吸收，减少神经纤维化和粘连形成。但是要注意，如果卧床时间过长，运动少反而容易导致神经根粘连，所以现在提倡卧位休息时也要适当地做一些体操运动。

### （2）腰椎牵引

腰椎牵引是治疗腰椎间盘突出症的首选。腰椎牵引是利用牵拉力与反牵拉力作用于腰椎，通过向相反方向的牵拉来达到治疗腰椎间盘突出的目的。腰椎牵引可使腰椎间隙增大，腰椎间隙的增大可使其内呈负压，加之后纵韧带的紧张，有利于突出的髓核部分还纳或改变其与神经根的关系。腰椎间隙的增大，加上关节突关节的拉开，还可使椎间孔恢复正常的外形，从而解除对神经根的挤压。牵引还可使腰椎得到充分的休息，减少运动的刺激，有利于组织充血、水肿的吸收和消退，还能缓解肌肉痉挛、减轻椎间压力。

腰椎牵引疗法安全舒适，痛苦小，很少有并发症，适用广泛，但亦非人人适合，下列患者不宜进行：

◎合并严重心肺疾病、心肺功能不全，以及其他全身衰弱的患者。

◎年龄较大，骨质疏松严重的患者。

◎怀疑有脊柱结核或脊柱肿瘤的患者。

◎腰骶部外伤急性期患者。

◎虽然明确诊断为腰椎间盘突出症，但牵引后症状反而加重者。

### （3）推拿治疗

推拿疗法在临床上的应用也很广泛，从现代医学的角度来说，其治疗的作用机制有以下三方面：一是降低椎间盘内压力，增加外界对椎间盘的压力，促使突出物回纳，为纤维环的修复创造有利条件；二是改变突出物的位置，松解粘连，解除或减轻对神经根的压迫；三是加强局部气血循环，促使受损伤的神经根恢复正常的功能。其疗效主要与推拿师的技术水平密切相关。

### （4）物理治疗

物理治疗时，物理因子大部分作用于人体，通过神经、体液调节，诱发全身及局部反应，引起各种神经感受器兴奋。这些兴奋沿着传入神经纤维，上传入大脑，经综合分析，再发出冲动，沿传出神经，到达全身及局部，调节生理反应，从而加速炎症吸收，减轻疼痛。

### （5）针灸疗法

针灸可以调节人体脏腑气血，激发人体内在的抗病能力。现代科学技术研究证实，针灸后，身体内可产生内啡肽等物质，增加人体对疼痛的耐受性，并调节神经功能，治疗腰椎间盘突出症疗效好。

### （6）骶管注射疗法

骶管注射疗法是将一定剂量的混合药液（局麻药、生理盐水、激素等）从臀沟下部、肛门上方的骶管裂孔注射到腰椎管内硬膜囊外，让药液分布到发生炎症的神经根周围，起到抑制局部炎症、消除水肿的作用。也可将上述药液稀释，通过留在骶管内的注射针头，像静脉滴注那样，慢慢滴入骶管，完毕后拔出针头。该疗法又称骶管液体疗法，有“液体刀”的美誉。

除了以上介绍的治疗方法外，还有中药治疗、腰背肌锻炼等疗法。这些都是非手术疗法。腰椎间盘突出症的治疗绝大多数不需要手术，而且有研究表明，手术治疗的患者复发率也较高。因此，在选择手术治疗时一定要慎重。

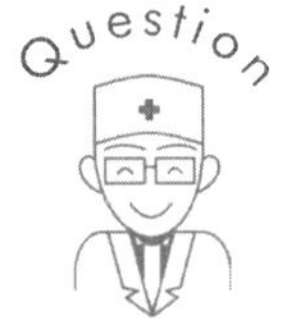


# 3. 如何区别腰椎间盘突出症与腰肌劳损？

王先生今年35岁，是一个电脑程序员，由于腰痛来门诊就医。他说这段时间一到下午腰就痛，休息后减轻，怀疑自己得了腰椎间盘突出症。经过检查，CT拍片后确诊为腰肌劳损。如今，许多人一出现腰痛，马上就会联想到腰椎间盘突出症。其实常见的腰部疾病如腰肌劳损也会出现明显的腰背痛症状。腰椎间盘突出症和腰肌劳损是两个完全不同的疾病，但由于症状都有腰背痛、腰背无力感，所以容易混淆，延误治疗。两者的区别如下表所示。

**腰椎间盘突出症与腰肌劳损的比较**

| 项目 | 腰椎间盘突出症 | 腰肌劳损 |
| --- | --- | --- |
| 发病原因 | 一般因突然的负重或闪腰、腰部外伤、姿势不当等因素而发病 | 腰背肌慢性劳损所致 |
| 疼痛机理 | 腰椎间盘退化，腰椎间盘髓骸受外力影响向外膨出压迫神经引起疼痛 | 腰椎两边肌肉软组织损伤引起腰痛 |
| 临床症状 | 腰部疼痛，可放射至单侧或双侧下肢。疼痛以锐痛为主，可伴有下肢麻木。一般持续时间较长，急性期疼痛严重。严重的可有大小便功能异常 | 腰部疼痛，以钝痛为主。偶尔累及臀部，但不会向下肢放射，尤其不会累及膝关节以下。持续时较短，一般休息后减轻。无大小便功能异常 |
| 检查 | 一侧或双侧下肢疼痛无力，腰椎两侧肌肉紧张痉挛不对称，常见脊柱侧弯，直腿抬高试验阳性。CT或MRI能清晰显示突出的椎间盘 | 双侧腰肌紧张痉挛，局部压痛明显，腰部活动受限。一般X线无明显异常，或有退行性改变 |

腰肌劳损很常见，是由于各种原因导致腰部软组织劳损，使腰肌容易疲劳且易出现疼痛，是腰部周围肌肉和软组织的一种病变，如果长时间得不到有效的治疗，那么就会降低肌肉和软组织对腰椎的保护作用，从而引发椎间盘的病变。腰椎间盘突出症是腰椎间盘的纤维环破裂，髓核从破裂处突出而致相邻组织受刺激或压迫，从而出现腰部疼痛，一侧下肢或两侧下肢麻木、疼痛等一系列临床症状。腰椎间盘突出引起腰腿痛后，导致腰部姿势的改变，可引起腰肌劳损，或者使其加重。所以说，腰椎间盘突出症和腰肌劳损是两个病，但又可互相影响或同时存在。

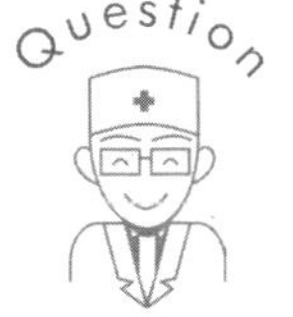


## 4. 腰痛患者如何正确穿戴护腰

穿戴护腰是治疗腰痛的辅助措施之一，穿戴护腰后，腰部活动受到限制，腰椎稳定性得到加强，可防止无意中扭伤，身体的重量也可以被腰围分担，从而减轻腰椎的压力。护腰对腰椎有制动、支持及保护的作用，穿戴后能够达到减轻腰痛的效果，在腰痛的治疗过程中应用广泛。

护腰由质地坚韧的天然或人造皮革制成，结构并不复杂，夹层中间纵向固定着数根有弹性的钢条，上下高30～40厘米，穿戴后可围住腰臀部。一个合格的护腰应该具备几个条件：合理的长度、良好的支撑性能、适当的弹性以及适应腰椎的弧度等。护腰一般有大、中、小多种规格，可根据患者腰的长短、粗细进行选择。护腰上缘须达肋弓下缘，下缘到臀裂以下。护腰的后侧不宜过分前凸，以平坦或略向前凸为宜。护腰不可过短，否则容易造成腰椎过度前凸而不稳定，失去治疗作用。

穿戴护腰应注意以下几点：

◎护腰应于站立活动时穿戴，卧床时解开，让腰部得到充分放松。

◎穿戴护腰的时间不宜过长，疼痛缓解后尽量不要穿戴。因为护腰对腰部的保护作用是被动的，长期使用可造成腰背肌失去应力刺激而废用萎缩，使腰肌软弱无力。一旦解除穿戴，软弱的肌肉不能适应无护腰保护下的活动，可能造成新的损伤。

◎穿戴护腰时应注意加强腰背肌的功能锻炼，防止由于穿戴护腰而使腰肌软弱无力。

◎穿戴护腰要注意护腰的松紧度。太松会失去固定作用，太紧又会带来不适。因此患者在穿戴护腰时应根据自身感受，以穿戴时自觉腰部有力而不影响呼吸为度。

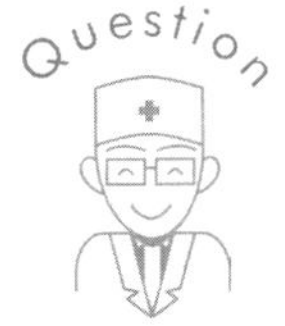


# 5. 间歇性跛行是椎管狭窄导致的吗？什么是腰椎椎管狭窄症？

王老伯今年62岁，一直身体都很健康，近一个月来，出现腰部酸痛，伴有少许右下肢麻木感，走一段路后最明显，但坐下休息一下就又好了，再走又是这样。来医院就诊，医生说这是间歇性跛行，拍了腰椎CT，诊断为腰椎椎管狭窄症。

## （1）间歇性跛行

间歇性跛行是指患者行走一段距离（一般为数百米）后单侧或双侧下肢出现酸胀、麻木、疼痛、紧束感或肌肉无力感，以至跛行，但蹲下或坐下休息片刻后，症状可以很快缓解或消失，患者仍可继续行走，再走一段时间后，上述症状再度出现。因为在这一过程中，跛行呈间歇性出现，故称为间歇性跛行。这种情况常见于腰椎椎管狭窄症。腰椎椎管狭窄症的患者，由于行走时下肢肌肉收缩，使椎管内相应脊神经节的神经根部血管生理性充血，继而静脉淤血、神经根受到牵拉，相应部位微循环受阻而出现缺血性神经根炎，从而出现腰腿疼痛、下肢麻木、无力等症状；当患者蹲下、坐下或平卧休息后，神经根的压力负荷降低，消除了肌肉活动时的刺激来源，脊髓及神经根缺血状态得以改善，因此症状也随之减轻、消失。当然，还有一些疾病如下肢动脉粥样硬化、血栓性闭塞性脉管炎等也会因下肢供血不足而出现间歇性跛行。所以说，间歇性跛行不一定全是椎管狭窄导致的。

## （2）腰椎椎管狭窄症

腰椎椎管狭窄症是脊柱退行性疾患中的常见病，常见于中老年人，男多于女，年龄越大发病率越高。椎管是由脊椎连成的骨性通道，它起到容纳、保护脊髓和神经根的作用，因各种原发或继发因素造成腰椎椎管结构异常，导致椎管腔变窄，造成神经组织受压，出现以间歇性跛行为主要特征的腰腿痛，即为腰椎椎管狭窄症。

患者主要表现为长期反复的腰腿痛症状和间歇性跛行，疼痛性质多为酸痛或灼痛，有的可放射到大腿外侧或前方，见于一侧或双侧，可左、右腿交替出现。病情严重者，可因压迫马尾神经而引起尿急或排尿困难，严重者可以导致大小便失禁、性功能障碍，甚至造成下肢不完全性瘫痪。

腰椎CT检查对腰椎椎管狭窄症的诊断有很大价值，一般来说，经病史、临床检查和X线检查就可做出初步诊断。CT检查可帮助明确诊断。当然MRI更清晰，不过价格较贵，如果需要手术的患者，选择做MRI检查更有利于观察椎管内软组织结构，评估受累平面，确定手术方案。

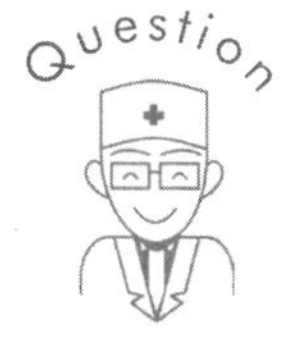


# 6. 青少年膝关节疼痛，下蹲、下楼时尤其明显，是怎么回事？

小吴是个初中男生，今年14岁。由于反复左膝关节疼痛近1年就诊，他自述左膝关节下蹲较困难，伴疼痛加重，运动后尤其明显。而小吴又很喜欢运动，踢足球、打篮球、跑步样样都喜欢，而且每次运动都很剧烈。查疼痛以膝前髌骨下缘为主，局部稍肿胀，压痛明显，左膝关节屈曲困难。膝关节X线示：左胫骨结节骨骺影，骨质密度尚均匀，局部软组织稍肿胀。结合患者年龄、运动史、症状及X线检查，诊断为胫骨结节骨骺炎。

经超声波治疗和中频电疗3次后，疼痛明显减轻。嘱咐其适当减少运动，不宜剧烈超负荷运动，特别是要保护好膝关节。只要运动不过量，这种疾病会自愈的。

胫骨结节骨骺炎又称胫骨结节骨软骨炎，好发于11～15岁处于青春发育期、喜好运动的男孩，可有剧烈运动或外伤史。表现为膝关节下方明显凸起，胫骨结节处疼痛，活动后加重。每当运动跑步或下蹲时，疼痛明显。检查可见胫骨结节局部有肿胀、压痛甚至红热，主动伸膝、被动屈膝或蹲起时加重。由于青少年在生长期时，胫骨结节处的软骨组织尚未骨化发育成熟，而其又为肌腱的附着处，因此如果膝关节的活动超过一定限度，胫骨结节上尚未成熟骨化的软骨组织被肌腱反复牵拉或局部受到伤害，可导致胫骨结节的软骨被部分撕脱，引起血液供应不足，继而引起局部组织非细菌性炎症及肿胀，出现膝关节疼痛。

本病有自限性，可自行痊愈，无须药物治疗。只要骨骼发育完毕，骨骺和胫骨融合在一起，骨骺炎症就会自然消失。只是在骨的生长发育期间要注意休息，限制膝关节活动，避免超过生理强度的跑、跳、蹦及长久步行，防止损伤，运动时可带上护膝。在疼痛发作期可以予以物理治疗缓解症状。

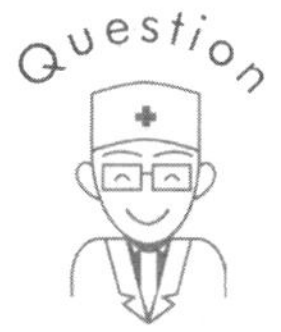


# 7. 什么是老年性膝关节炎？

前段时间，60多岁的李大妈感觉上、下楼梯膝关节疼痛，影响到日常生活，后来天气一冷，膝关节疼痛感更强烈，有时候在家里走几步路都会有疼痛感，随后到医院就诊，经检查确诊为老年性膝关节炎。

俗话说“人老腿先衰”，老年性膝关节炎的确是老年人常见病之一，它是一种慢性退行性骨关节病，又称增生性膝关节炎、退行性膝关节炎、肥大性膝关节炎。临床上女性多于男性，与年龄呈正比，肥胖者多见。

## （1）膝关节的解剖

膝关节是人体最大、结构最复杂的关节，主要的运动方式包括屈膝和伸膝。膝关节是由股骨内外侧髁、胫骨内外侧髁和髌骨共同构成的。关节囊广阔松弛，前壁是髌骨和髌韧带，外侧是腓侧副韧带，内侧是胫侧副韧带。膝关节最主要的结构是关节面上的关节软骨，厚度为2～7毫米。关节软骨表面光滑，摩擦系数很小，有利于关节活动。关节软骨细胞还会分泌滑囊液，起润滑作用。

## （2）老年性膝关节炎的病因

### 膝关节退行性改变

由于年龄增大，膝关节功能退化，导致老年人软骨基质中黏多糖降低、纤维成分升高，造成软骨的弹性下降，关节腔内润滑液分泌严重不足，关节软骨干燥，逐渐磨损，导致关节软骨变性，软骨变薄或消失，呈象牙状骨质增生，又称为软骨骨刺形成，关节活动时骨刺在关节面内相互摩擦，导致研磨损害。

### 膝关节积累性机械性损伤

膝关节反复受应力刺激、超负荷运动可导致关节软骨面、相邻软组织积累性损伤，进而造成关节腔变窄，关节内容物相互摩擦导致炎症，炎症会使关节腔内压力增高，刺激血管和神经，使之反射性调节减弱，造成对抗应力的组织性能失调。多见于搬运工、职业运动员及肥胖者。

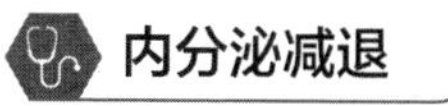

老年人随着年龄的增大，内分泌功能逐渐减退，导致骨量不断流失，出现骨质疏松及膝关节应力研磨，造成膝关节炎症和骨刺生成。女性在此疾病中占比重较大。

## （3）老年性膝关节炎的病理变化

老年性膝关节炎是一种缓慢发病、渐进性发展的退行性骨关节炎，一般病程由50岁左右开始，迁延10～20年甚至更长，反复发作。

在早期，因关节软骨积累性损伤，导致关节软骨的原纤维显现，而使软骨变薄或消失，引起活动时膝关节疼痛和受限；关节腔黏液分泌持续减少，关节软骨干燥，逐渐磨损、变薄，关节软骨面骨性骨质增生；关节囊形成纤维化增厚，滑膜充血、肿胀、肥厚，软骨呈象牙状骨质增生。同时，膝关节周围肌肉因受到刺激而表现为痉挛疼痛，上述过程主要引起膝关节活动性疼痛。

后期反复炎症过程可导致膝关节畸形肿胀及功能障碍。

## （4）中医对本病的认识

中医认为产生本病的原因，一是因慢性劳损、受寒或外伤，二是由于年老体弱、肝肾亏损、气血不足致使筋骨失养，日久则发为本病。

## （5）老年性膝关节炎的临床表现

典型的症状是膝关节疼痛，关节变形、变大、变粗、反复肿胀，有时关节活动会产生杂音、弹响，甚至铰锁、活动受限等。患者常抱怨无法蹲起，尤其是上下楼梯无力。往往在站起的一刹那最为不适，活动一段时间后逐渐好转，活动或站立太久，又会再次疼痛，最终症状日益明显以致无法行走。

## 疼痛

疼痛的程度一般为轻度至中度，少数为重度。起初是间歇性疼痛，上下楼负重行走时疼痛或长时间运动后疼痛，严重时每走一步都痛，甚至静止时也出现疼痛。疼痛多与气温、气压、环境、情绪有关，秋冬季节和天气剧烈变化时加重。疼痛多位于髌骨与股骨之间或髌骨周围、膝关节内侧。

## 关节肿胀畸形

可出现“O”形腿，俗称“罗圈腿”，主要因关节积液、软组织变性增生（如滑膜增厚、脂肪垫增大）、骨质增生而骨赘形成。

## 功能障碍

由于膝关节活动协调性改变，患者可有腿打软、滑落感、跪倒感等。患者的运动能力减弱，可出现膝关节僵硬、不稳、活动范围减小等情况。在长时间行走或上下楼时，重者膝关节还会突然“锁”在某一位置上，解“锁”时，伴有明显的弹响。这说明关节内已经有了游离体。

## X线表现

X线检查（站立正位、侧位、髌骨45°像）可见膝关节间隙狭窄、软骨下骨板硬化和骨赘形成等特征性表现。早期仅有软骨退行性改变时，X线片可无异常表现。随着关节软骨变薄，关节间隙逐渐变窄，间隙狭窄可呈不匀称改变。

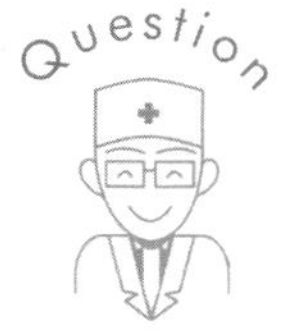


# 8. 得了老年性膝关节炎怎么办

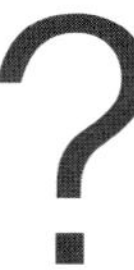

得了老年性膝关节炎并不可怕，但也要做到早发现、早诊断、早治疗，予以足够的认识和重视。

## （1）中医治疗及物理治疗

可行针灸、推拿、中药熏洗治疗及物理治疗，如电磁波、超短波、中低频电治疗等。

◎温针灸有通经祛寒、活血止痛作用，可消除膝关节的水肿和炎症，有助于改善血液循环、消炎止痛。

◎电磁波、超短波、中低频电治疗可以改善局部微循环，起到温经活血通络的作用。

◎中药治疗可分为两类：一类属于外治法，即膏贴、酒剂外搽、熏洗、外敷等；另一类属于内治法，即内服汤药、丸药、散剂、酒剂等。

还可适当进行膝关节的运动功能锻炼，尤其是股四头肌的锻炼，当然，要在膝关节不负重的情况下进行，股四头肌是大腿前面的大肌群，强健的股四头肌对稳定膝关节有重要作用。

## （2）西医治疗

### 药物治疗

可使用非甾体抗炎药，如布洛芬、保泰松、尼美舒利、塞来昔布等消炎镇痛，缓解症状。

还可以使用氨基葡萄糖。氨基葡萄糖可阻断骨关节炎的发病进程，促使软骨细胞合成具有正常结构的蛋白多糖，并抑制损伤组织和软骨的酶产生，减少软骨细胞的破坏，改善关节活动，缓解关节疼痛，延缓骨关节炎症病程。

### 膝关节腔内注射透明质酸钠

这是目前最高效且直接的治疗方法。透明质酸钠为关节腔滑液的主要成分，为软骨基质的成分之一，在关节内有润滑作用，可减少组织间的摩擦，改善滑液组织的炎症反应，增强关节液的黏稠性和润滑功能，保护关节软骨，促进关节软骨的愈合与再生，缓解疼痛，增加关节的活动度。

### 阻滞疗法

就是将含有局麻药、神经营养药，或少量激素的混合药液注入神经干或神经节等神经组织周围，采用这种办法，不仅可以在膝关节周围痛点处进行神经阻滞，还可以分别或同时进行关节腔穿刺抽液及关节腔内注射治疗。

### 膝关节镜微创手术

膝关节镜微创手术可以对受累关节进行清洗，修复损伤的关节面，切除因软骨碎屑刺激增生的滑膜组织及骨赘，治疗软骨表面退化区域，以帮助软骨再生，使关节尽可能恢复正常。病变轻的患者可采取更加简单的治疗手段：关节冲洗术。与传统的方法相比，膝关节镜下诊断与治疗创伤微小、操作简单，通过直视与活检能确诊关节内病变，并能明显缓解症状及体征，术后恢复也很快。

### 全膝关节置换术

老年性膝关节炎晚期，膝关节丧失功能、严重变形时，还可行全膝关节置换术，疗效较满意。

## （3）老年性膝关节炎的预防

◎在早期，首先要控制体重，体重增加后每活动一步都会增加关节的磨损，体重肥胖的老年人膝关节炎的发病率较高。

◎避免剧烈、长时间的运动，上下楼要扶楼梯扶手，坐起站立时用手撑扶手以减少膝关节软骨所承受的压力，病情严重者应扶手杖。

◎避免膝关节受凉受潮，受凉后滑膜容易发炎，使疼痛加重，因而中老年人在秋冬、初春要注意保暖，夏季要避免空调直吹。

◎注意积极配合日常生活中膝关节的轻缓运动，增强肌肉力量，保持膝关节的稳定性和活动度。可行颈肩腰膝痛康复体操，也可以做传统体操，如八段锦、太极拳等。

◎注意走路和劳动的姿势，避免长时间下蹲，长时间坐和站，要经常变换姿势。

◎走远路时不要穿高跟鞋。

◎参加体育锻炼时要做好准备活动，轻缓舒展膝关节，让膝关节充分活动开后再参加运动。患膝关节炎的人，游泳和散步是最好的运动，既不增加膝关节的负重能力，又能让膝关节四周的肌肉和韧带得到锻炼。

◎在饮食方面，应多吃含蛋白质、钙质、胶原蛋白、异黄酮的食物，如牛奶、奶制品、大豆、豆制品、鸡蛋、鱼虾、海带、黑木耳、鸡爪、猪蹄、羊腿、牛蹄筋等，这些食物既能补充蛋白质、钙质，防止骨质疏松，又能促进软骨的生长及关节的润滑，还能使骨骼、关节更好地进行钙质的代谢，减轻关节炎的症状。

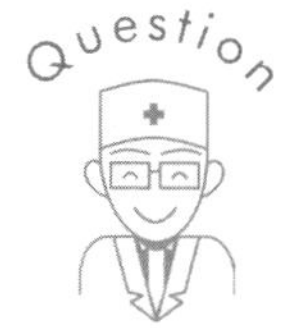


## 9.

# 膝关节痛的原因是什么？如何进行治疗与保健？

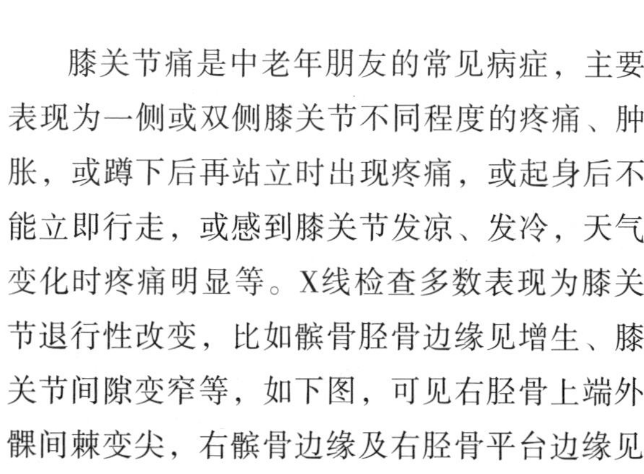

膝关节痛是中老年朋友的常见病症，主要表现为一侧或双侧膝关节不同程度的疼痛、肿胀，或蹲下后再站立时出现疼痛，或起身后不能立即行走，或感到膝关节发凉、发冷，天气变化时疼痛明显等。X线检查多数表现为膝关节退行性改变，比如髌骨胫骨边缘见增生、膝关节间隙变窄等，如下图，可见右胫骨上端外髁间棘变尖，右髌骨边缘及右胫骨平台边缘见增生，右膝关节外侧间隙变窄，髌上囊软组织肿胀。

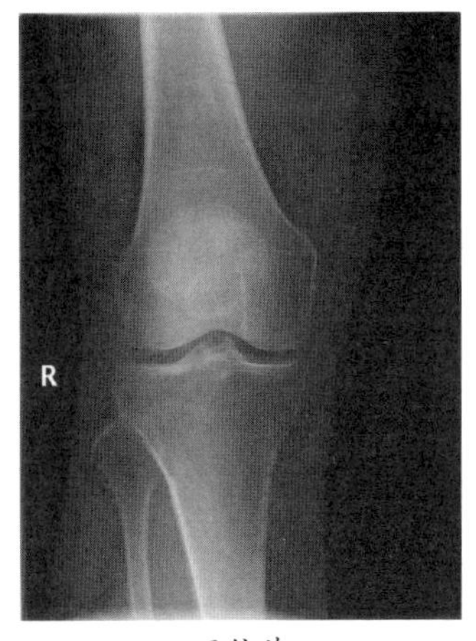


正位片

右髌骨上下缘、右胫骨内髁、右胫骨内外侧髁间嵴均见骨质增生；余右膝关节各构成骨骨质结构完整，未见明显骨质增生或破坏征，右膝关节面光整，关节间隙清晰，未见异常增宽或变窄。

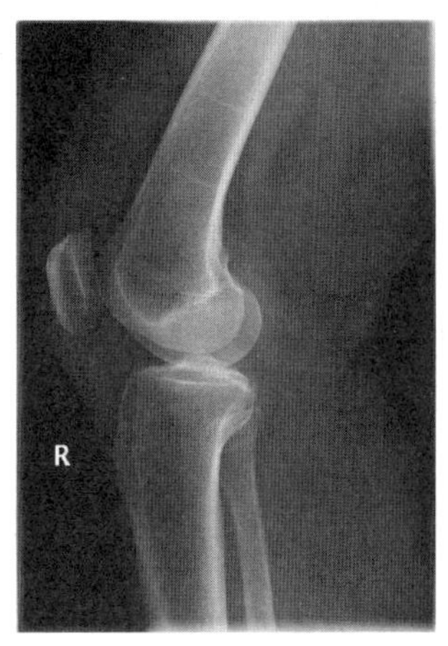


侧位片

右髌骨上下缘、右胫骨内髁、右胫骨内外侧髁间嵴均见骨质增生；余右膝关节各构成骨骨质结构完整，未见明显骨质增生或破坏征，右膝关节面光整，关节间隙清晰，未见异常增宽或变窄。

## （1）膝关节痛的原因

◎慢性劳损，关节退化。膝关节痛与我们日常生活习惯密切相关，例如长时间登山、跳舞、打羽毛球和乒乓球等或长时间打麻将、久坐久视、长期姿势不良、长时间负重，用力、牵拉及运动过度等都有可能造成膝关节韧带拉伤或者磨损，从而引发膝关节痛。

◎感受风寒湿毒。很多膝关节痛是受凉导致的。膝关节长时间受到寒潮刺激后，可引起周围皮肤温度降低，周围血管收缩，膝关节组织供血减少，血中的尿酸成分沉积，诱发疼痛。因此，在日常生活中我们要注意保暖，特别是季节变化时，必要时可以戴护膝。疼痛时，也可以热敷缓解。

◎肥胖、过度负重或受力不均是导致膝关节痛的重要原因之一。膝关节是身体承受重力的重要关节，我们的体重增加后，对膝关节的压力也增加，可造成膝关节的耐压性降低，导致周围的血管、神经、肌肉由于过度受压而出现急性损伤、拉伤，从而引起膝关节疼痛。

◎缺少户外活动、饮食不均衡导致膝关节软骨缺钙也是原因之一。当膝关节软骨缺钙时，会导致骨质疏松，骨质变薄变僵，承受压力的耐受性也相应减弱；此时若过度劳累或过度负重增加局部压力，就会引起疼痛。

◎膝关节的其他一些疾病也会导致疼痛，如骨性关节炎、滑膜炎、风湿性关节炎、痛风、骨刺等原因，因此早发现、早就医、早治疗是关键。

### （2）膝关节痛的处理方法

◎膝关节X线拍片很有必要，可以了解关节骨质增生情况、关节间隙情况等，并排除骨关节的其他疾病。

◎必要时可以戴护膝。护膝一方面可以保护膝关节，另一方面可以起到保暖的作用。

◎急性疼痛时可予以非甾体抗炎药。

◎可配合物理治疗，如微波治疗、中频电治疗、TDP照射等。

◎中医针灸、中药调理，扶正祛风散寒、通络止痛远期疗效好。

◎中药外洗，推荐方：桂枝30克、苍术30克、独活20克、石楠藤30克、艾叶30克、秦艽30克、生姜50克。

需要注意的是，手术治疗应慎重。

### （3）膝关节保健运动

坐位，在大腿下垫一棉巾，使大腿保持向上倾斜。轻轻向上抬高小腿，再缓缓放下，连续反复进行运动5～10分钟。

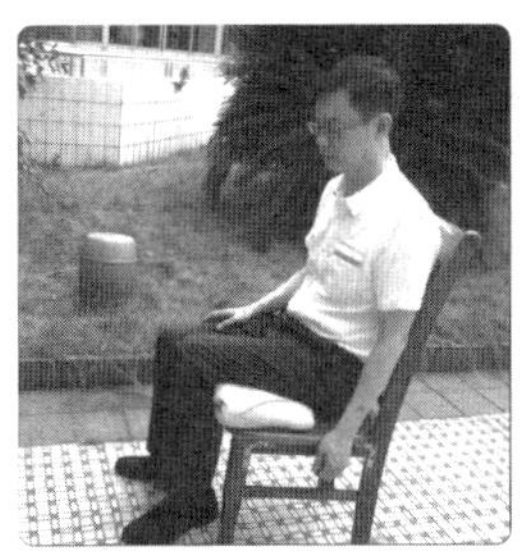
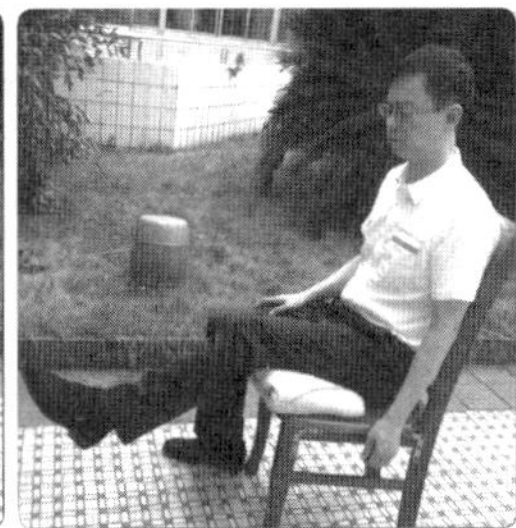
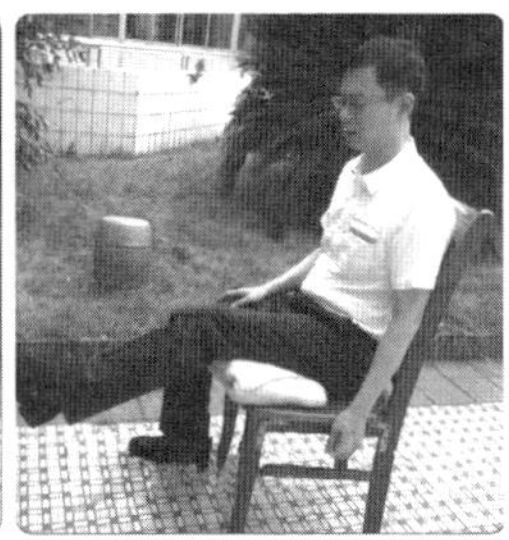

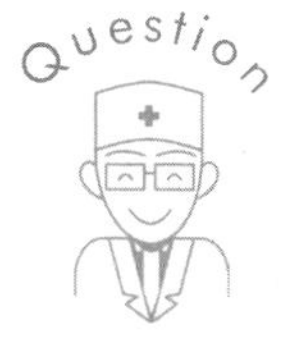


# 10. 老年人在夜间出现小腿抽筋怎么办

老年人在夜间睡眠中出现小腿抽筋的现象很普遍，有时不仅老年人甚至一些体质较差的中青年人也会发生。最常发生抽筋的部位是小腿和脚趾，有些人发作时疼痛难忍，尤其是半夜抽筋时往往会把人痛醒，年轻人还好，休息几天就好了，老年人有时会反复发作，对身体造成严重的影响。

## （1）小腿抽筋的原因

◎过度疲劳，导致局部酸性代谢产物堆积引起肌肉痉挛。

◎长时间缺乏运动，血液循环减慢，导致

代谢产物堆积。

◎睡眠姿势不好，迫使小腿某些肌肉长时间处于绝对放松状态，引起肌肉“被动挛缩”。

◎天气骤冷或骤热，小腿受凉受寒。

通常大家总是把腿抽筋和缺钙或者血液循环不好等原因联系在一起，当然，缺钙或血供不好是小腿抽筋的常见原因。但是，临床上予以补钙或改善血循环往往疗效欠佳，而且老年人消化功能差，一味补钙，能不能吸收是一个问题，有些还会出现便秘现象。其实，不仅小腿或脚趾，身体的其他部位也会发生抽筋现象，如手指、胸廓、腰背等部位。

小腿抽筋属于中医“瘛疭”的一种表现。《黄帝内经》曰：“病筋脉相引而急，病名曰瘛疭。”宋金时成无己《伤寒明理论》曰：“瘛者筋脉急也，疭者筋脉缓也，急者则引而缩，缓者则纵而伸，或缩或伸，动而不止者，名曰瘛疭。俗谓之搐者是也。”老年人小腿抽筋多因素体气血虚弱，外感风寒湿邪，侵入筋络，因湿能生风，风动筋自摇，因血气失联，小筋软短，大筋敛长不舒，故收缩作痛。因此老年人小腿抽筋的根本原因是气血虚弱、筋脉失养。

出现小腿抽筋时不要惊慌，一般持续1～5分钟就会自行缓解。可以背屈脚趾来缓解，同时可指压委中穴、承山穴，适当用力按揉半分钟至1分钟。

委中穴：在腘窝正中，位于人体的腘横纹中点。

承山穴：位于人体的小腿后面正中，当伸直小腿或足跟上提时，腓肠肌肌腹下出现的尖角凹陷处即是。

## （2）小腿抽筋的对策

出现抽筋时，首先不要惊慌，一般持续1～5分钟就会自行缓解。

发作时可立即用手掌包按住小腿，或盖被保暖。也可以自己按揉发生痉挛的部位，快速用手掌擦按痉挛肌肉。还可以背屈脚趾来缓解。同时，可指压委中穴、承山穴，适当用力按揉半分钟至1分钟。

如果小腿抽筋反复发作，可在缓解期进行中药治疗。

治则：大温气血。

方药：附片、桂枝、威灵仙、五加皮、松节、石楠藤、苍术、炙甘草、生姜。具体剂量视具体情况而定。

针灸、物理治疗等亦有效。

### （3）小腿抽筋的保健

◎多户外活动，多晒太阳。

◎注意防寒保暖，特别是季节变化时期。

◎不宜过劳，运动要适度，不宜大汗淋漓，出汗后应及时补充水分。

◎可服祛寒祛湿、温阳益肾之品。

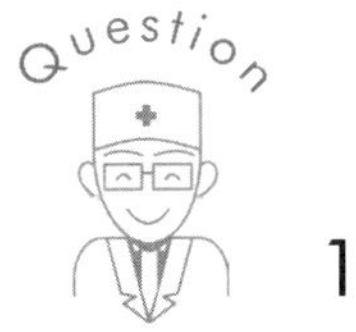


# 11. 足跟痛怎么办

足跟痛是跟骨结节周围慢性劳损引起的以足跟疼痛和行走困难为主的病症，常伴有跟骨结节部骨刺形成，多见于40岁以上的中老年人群。

## （1）临床表现

◎足跟部疼痛，站立或行走时明显，严重时会有针刺疼痛感，一般无明显红肿热感。

◎足跟周围局部压痛明显。

◎早上起床下地时足跟疼痛明显。

◎长时间行走、持续剧烈运动后疼痛明显。

◎反复发作，时好时坏。

## （2）检查

◎足跟部X线侧位片与轴位片，如下图，可见跟骨骨刺、骨质疏松。X线片可排除跟骨骨折或其他骨科疾病，发现跟骨骨刺、骨质疏松等病变。当然，跟骨骨刺、骨质疏松与疼痛并非必然相关。如果X线拍片发现跟骨骨刺，那么无论有无疼痛，都表明足底筋膜有慢性炎症的存在。

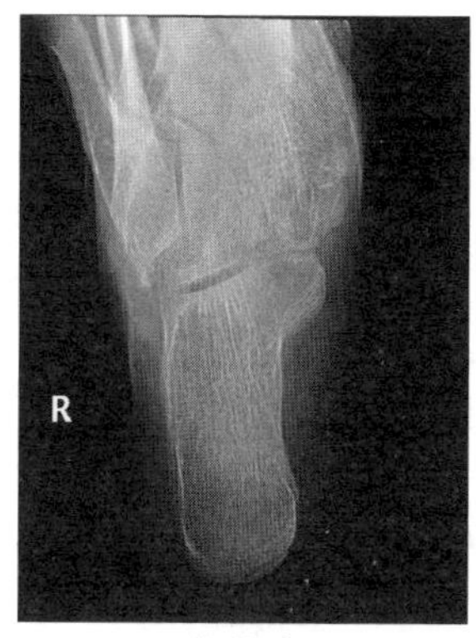


轴位片

右侧跟骨后下缘可见锥形骨刺呈水平状生长。跟骨骨皮质连续，跟骨未见明显骨折及关节脱位征。周围软组织未见异常。

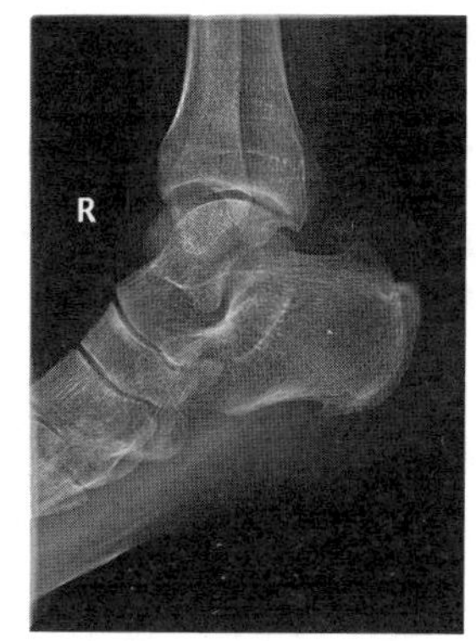


侧位片

右侧跟骨后下缘可见锥形骨刺呈水平状生长。跟骨骨皮质连续，跟骨未见明显骨折及关节脱位征。周围软组织未见异常。

◎实验室检查。可进行风湿五项检查（血沉、抗“O”、类风湿因子、C反应蛋白、血尿酸），以鉴别风湿、类风湿、痛风等疾患。

### （3）治疗

◎物理治疗：超短波疗法、微波疗法、中频电疗、冲击波疗法等都可以选择。

◎中医外治：针灸、小针刀都有效。

◎中药外敷：适量白术打碎炒热后，用纱布包好，热敷于疼痛部位。

◎中药浸泡：白术30克，威灵仙30克，石楠藤30克，艾叶30克，生姜60克。煎水浸泡。

◎中药调理：以补肾温阳、活络通痹、除湿止痛为治则。

### （4）预防保健

◎避免长时间在不平的道路上行走。

◎最好穿有弹性或护垫的鞋子，减少局部摩擦和损伤。

◎肥胖者应适当减肥，保持正常体重。

◎注意足部保暖，穿袜子。

◎可做足部保健按摩。

第八部分

# 颈肩腰腿保健操

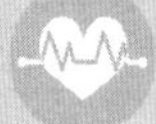

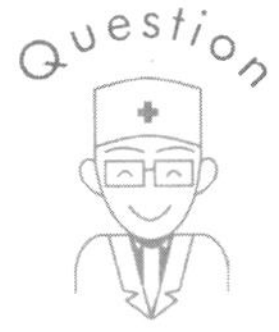


# 1.

# 简易颈部保健操

## （1）适宜人群

各型颈椎病症状较轻者，或颈肩部肌肉劳损或疼痛的患者，或长期伏案工作的文职人员、办公室一族等。

## （2）不适宜人群

颈部疼痛、眩晕等症状急性发作，或有脊髓受压的症状如手脚无力、走路有踩棉花感、拿东西不稳等，局部骨折未愈合，颈椎肿瘤或结核，心功能不全，有心源性哮喘、呼吸困难、全身浮肿、胸腹水者，近期有心肌损害发作者。

## （3）做法与步骤

第一节：前屈后伸

自然站立，双手叉腰，放慢呼吸，缓缓低头使下颌尽量紧贴前胸；再仰头，头部尽力后仰；停留片刻后再反复做4次。

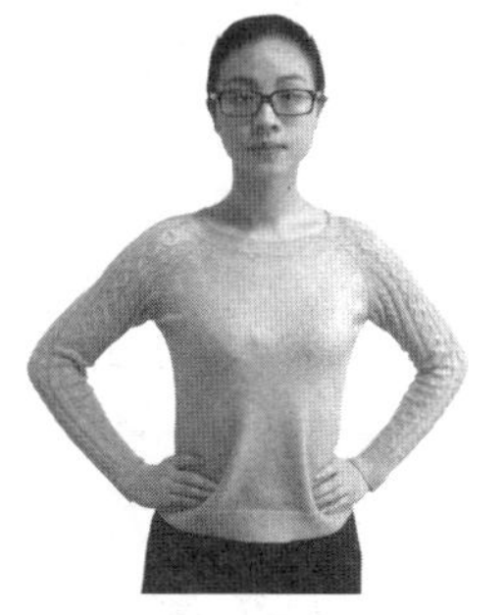
自然站立

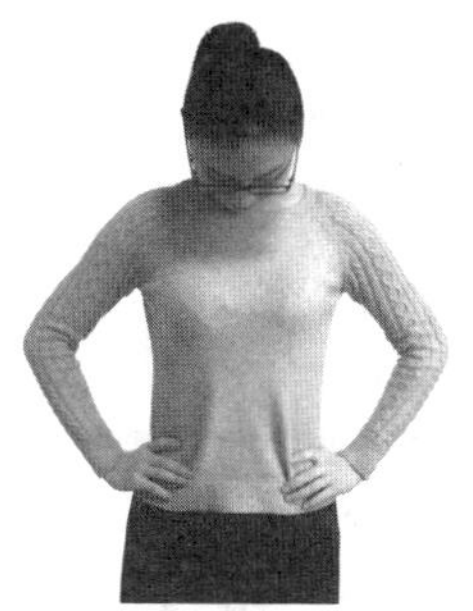
颈前屈

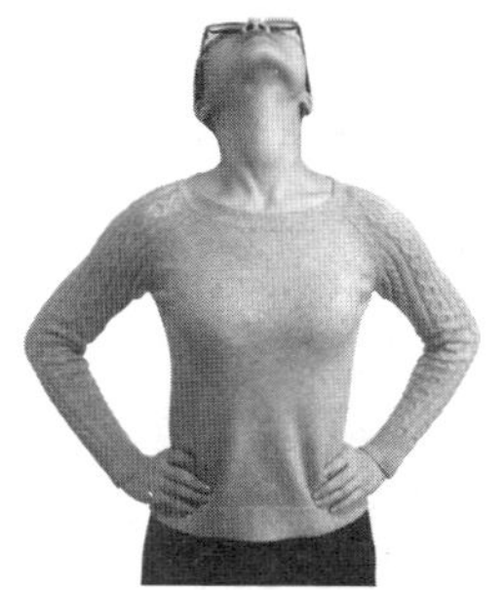
颈后仰

第二节：左右侧弯

自然站立，左、右缓慢歪头，耳垂尽量达到左右肩峰处；停留片刻后再反复做4次。

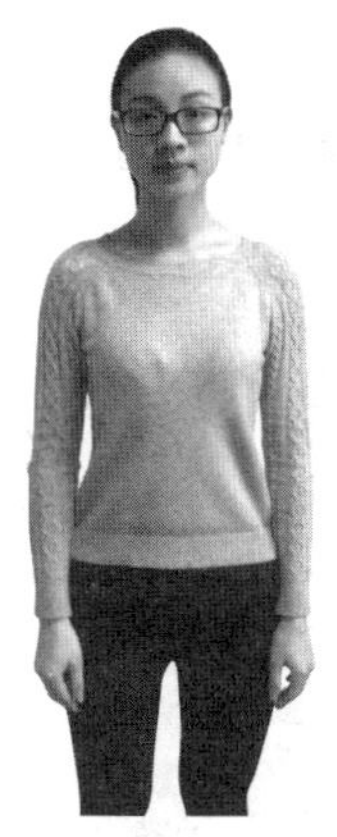
自然站立

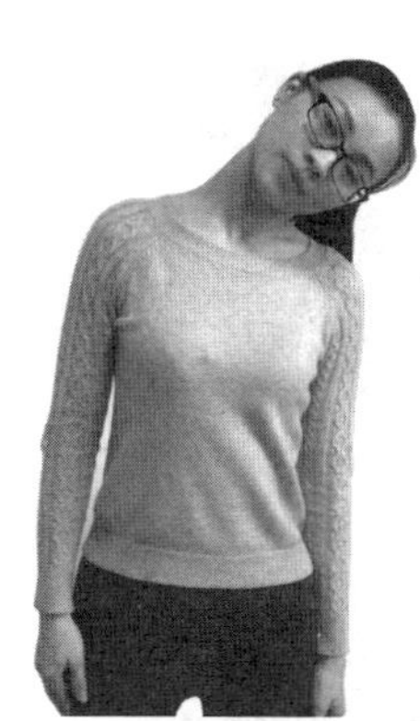
左侧弯

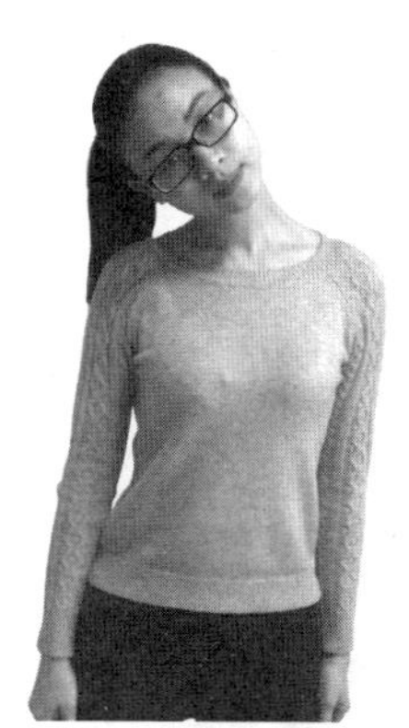
右侧弯

第三节：左右转颈

自然站立，头部缓慢左转，吸气，下颌尽量接触左侧肩峰，还原，再右转，吸气，下颌尽量接触右侧肩峰；停留片刻后再反复做4次。

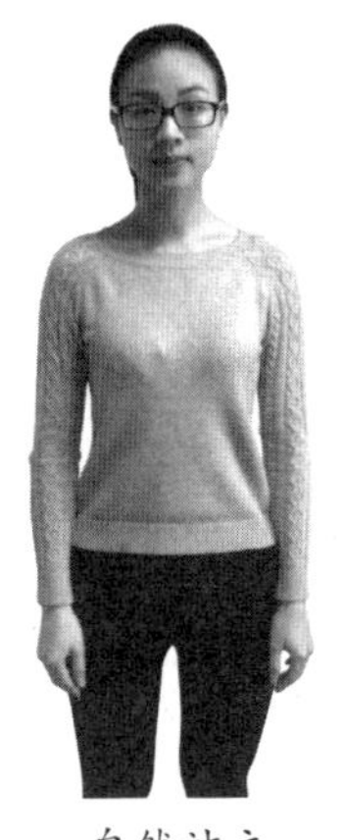
自然站立

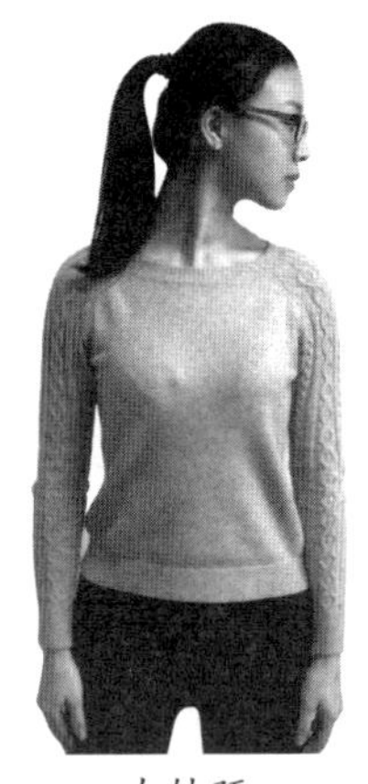
左转颈

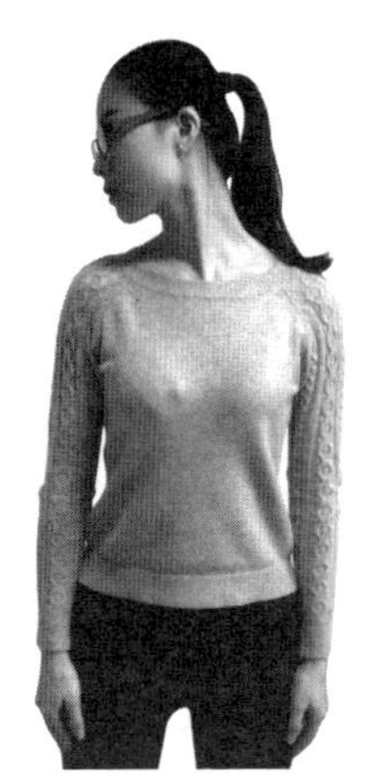
右转颈

第四节：左右转颈前屈

自然站立，头部缓慢左转后前屈，还原，再右转前屈；停留片刻后再反复做4次。

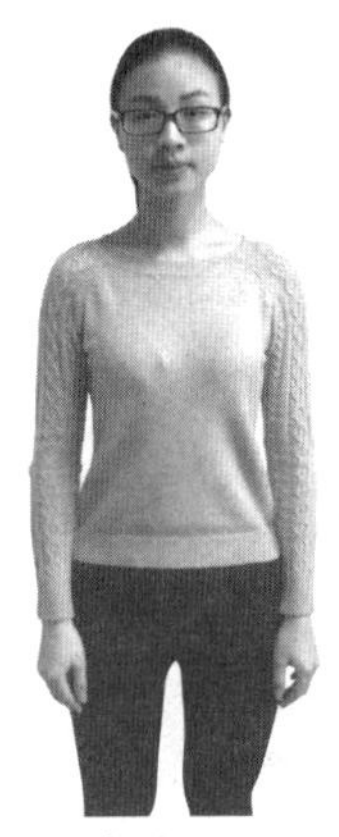
自然站立

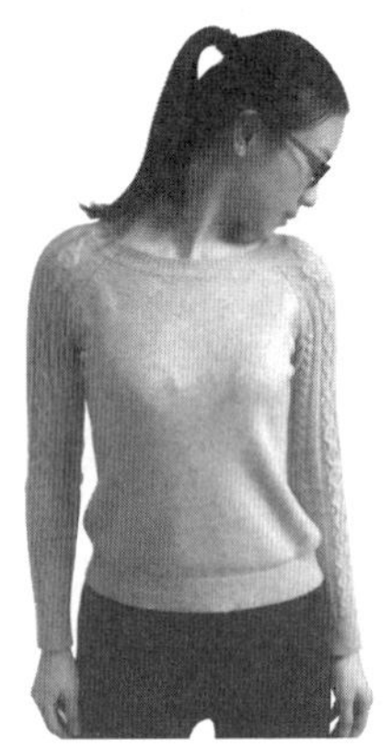
左转颈前屈

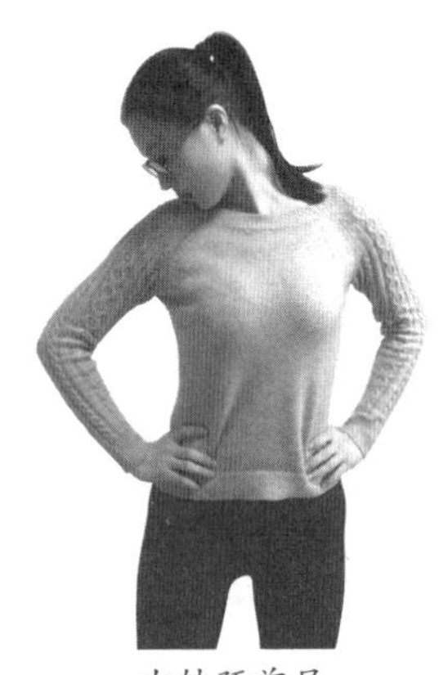
右转颈前屈

第五节：左右转颈后伸

自然站立，头部缓慢左转后伸，还原，再右转后伸；停留片刻后再反复做4次。

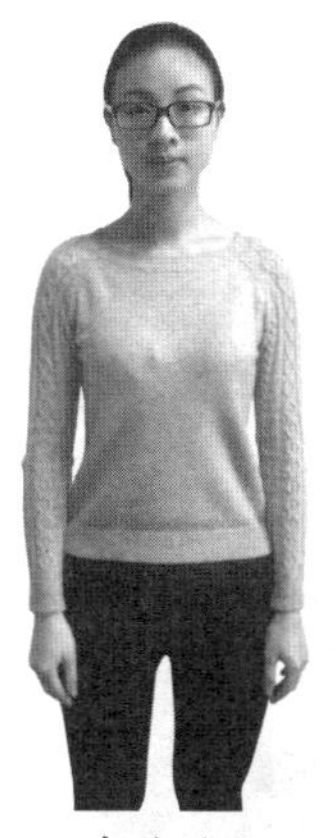
自然站立

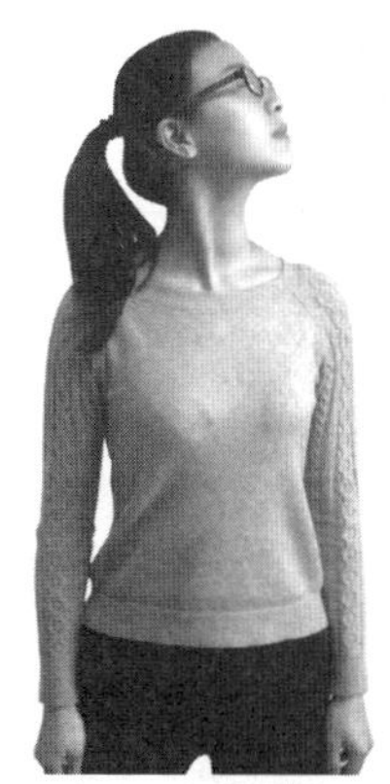
左转颈后伸

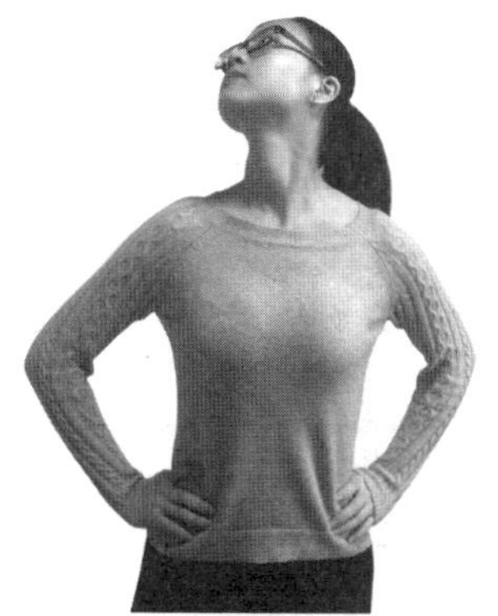
右转颈后伸

第六节：旋转运动

自然站立，头部顺时针旋转4次，再逆时针旋转4次。

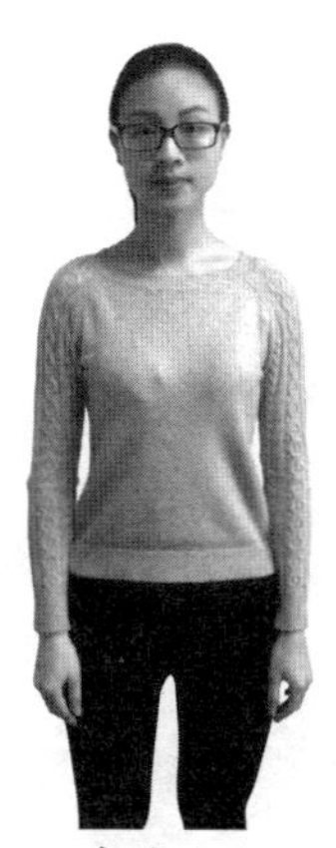
自然站立

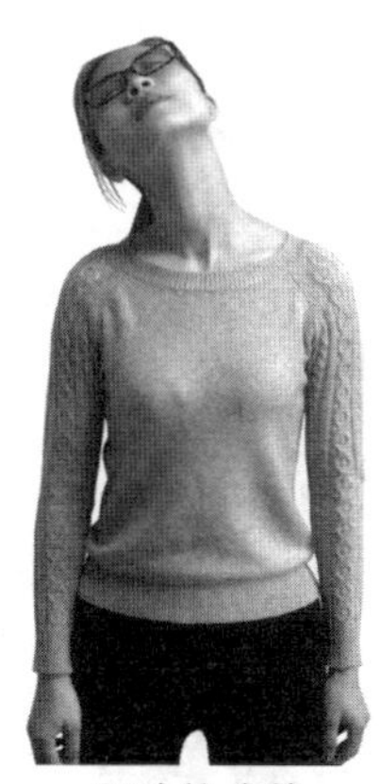
顺时针旋转

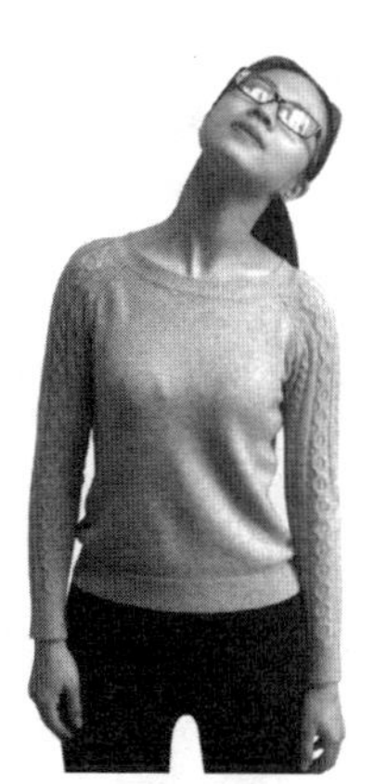
逆时针旋转

第七节：波浪屈伸

自然站立，下颌往下前方波浪式屈伸，在做该动作时，下颌尽量贴近前胸，双肩扛起，下颌慢慢抬起，胸部前挺，双肩往后上下慢慢运动。下颌前屈时要慢慢吸气，抬起还原时慢慢呼气，双肩放松；然后再倒过来做下颌后伸运动，后伸时吸气，还原时呼气。做两次。

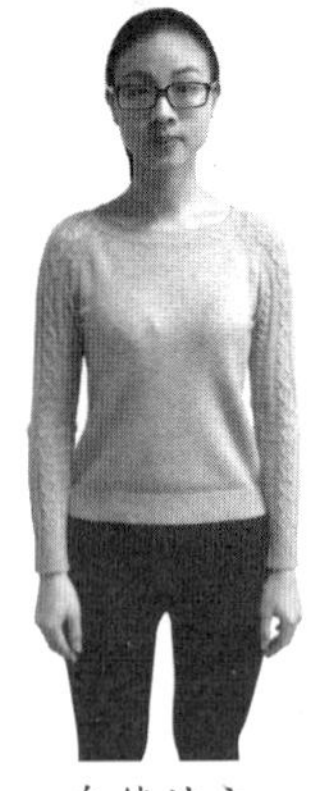
自然站立

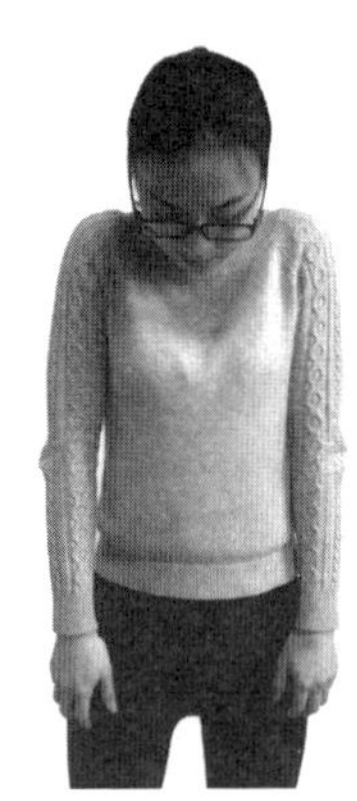
双肩扛起

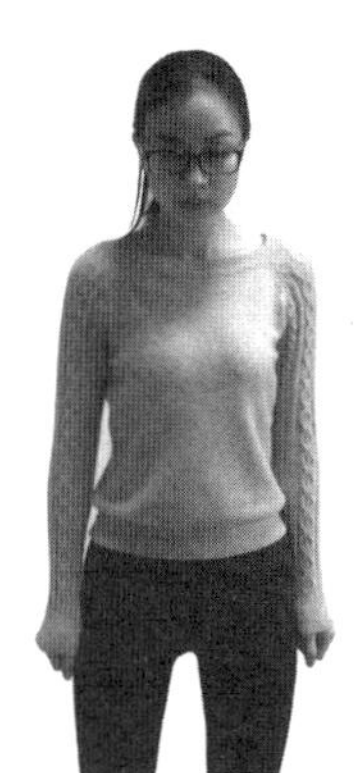
双肩放松

第八节：耸肩运动

自然站立，左右交替耸肩4 次后，再双肩同时耸肩4 次。

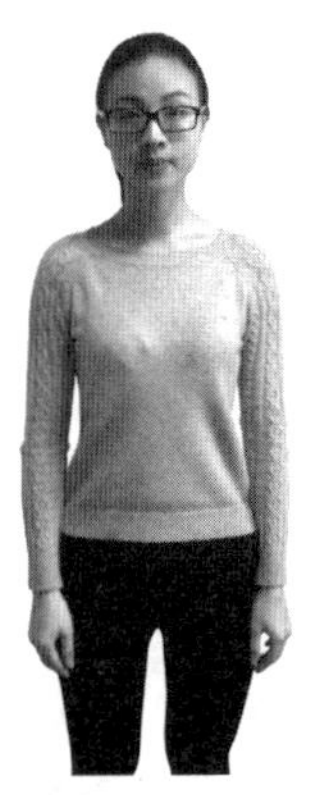
自然站立

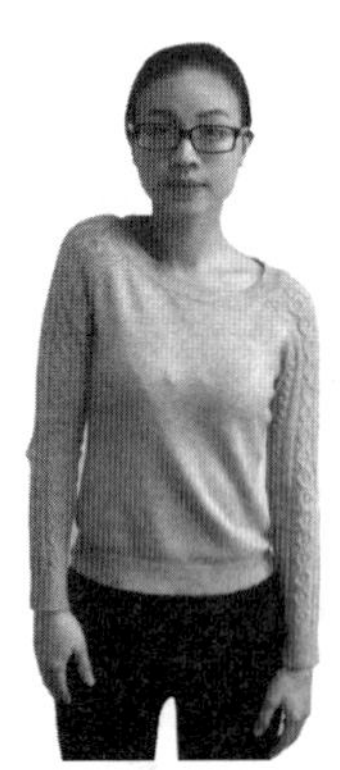
右耸肩

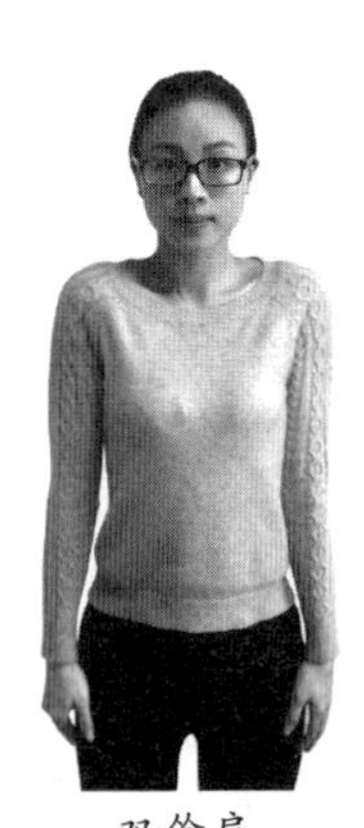
双耸肩

第九节：同向旋肩

自然站立，两肘肩部侧弯，两手搭在肩上，以手指为轴向前缓慢旋转两肩，头部尽量向前伸，缓慢吸气，反复4 次；再以手指为轴向后缓慢旋转两肩，头部尽量向后伸，缓慢吸气，反复4 次。

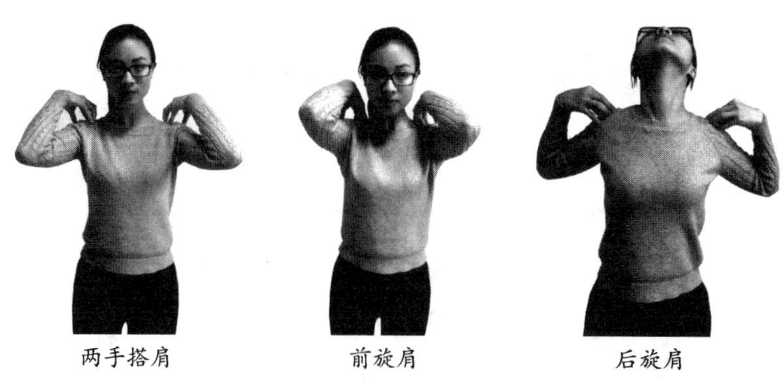

两手搭肩　　前旋肩　　后旋肩

第十节：逆向旋肩

自然站立，左肩向外旋转至前臂垂直，掌心向前，右肩向后旋转至右手在背后，掌心向后，眼视左手；反方向同法，反复4 次。

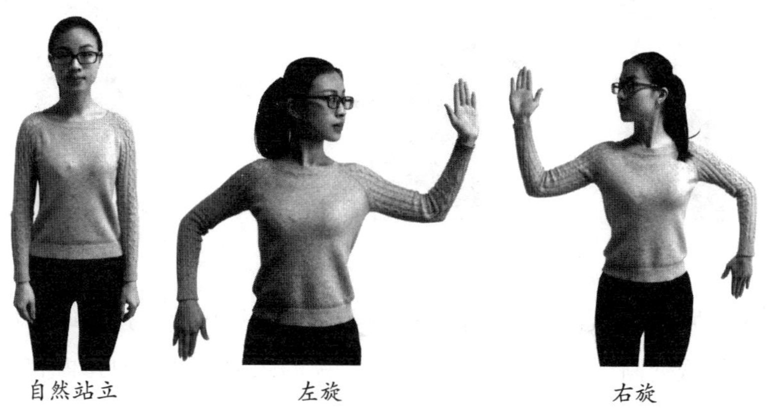

自然站立　　左旋　　右旋

第十一节：绕肩

两臂外展平伸，以肩关节为轴向前环绕4 次，再向后环绕4 次。

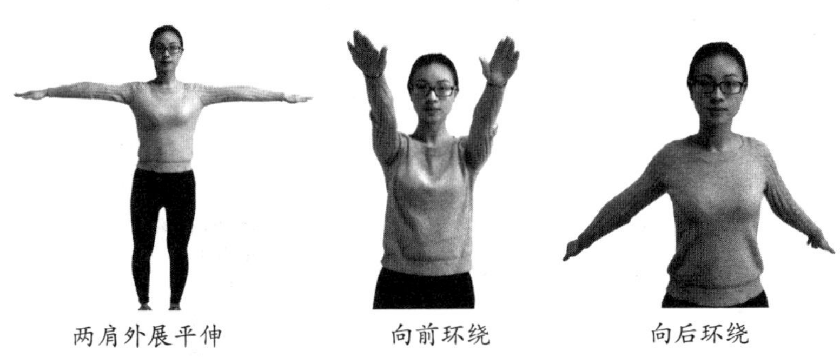

两肩外展平伸　　向前环绕　　向后环绕

第十二节：扶项摸背

自然站立，左臂屈肘，左手心扶项，右臂屈肘，右手背触背，头颈部尽量后仰，维持5秒，换手臂。

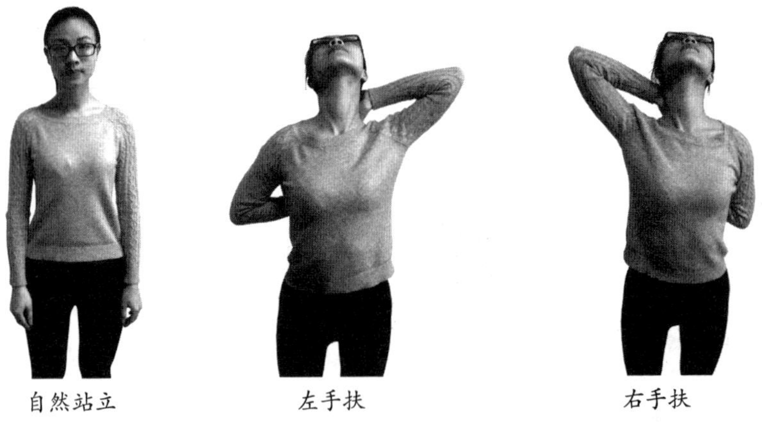

自然站立　　左手扶　　右手扶

另外，游泳、放风筝、打羽毛球、打乒乓球、打篮球等均能舒缓受制约的关节，保持颈椎肌肉的张力、韧带的弹力和关节的灵活性，预防和缓解颈椎病症状。

### （4）注意事项

◎要持之以恒，动作到位，整个动作要缓慢、协调、循序渐进，不可冒进，以免对脊柱造成更大伤害。

◎严重颈痛者做操要慎重，动作要缓慢、柔和。

◎控制好运动量，尤其合并心肺疾病、高血压、骨质疏松症、腰椎间盘突出症者，做操不要过于用力。

◎有眩晕症状者，头部转动应缓慢或不做旋转动作。

◎椎动脉型颈椎病，注意颈部扭转与后伸时症状可能加重，侧转和旋转动作宜少做、慢做，甚至不做，眩晕症状明显或伴有供血不足时或手术后2个月内忌做过多的颈部体操，尤其是颈椎前路椎体间及后路大块骨片架桥植骨及人工关节植入后的患者；神经根型颈椎病仰头时症状可能加重；脊髓型颈椎病更要注意不要超负荷活动，以免发生意外。

◎做操后如觉疼痛或眩晕加重，提示动作幅度过大或速度过快，可适当降低速度或减小幅度甚至停止练习。

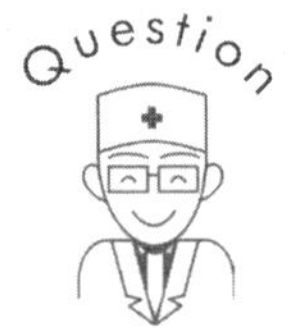


## 2. 简易肩部保健操

### （1）适宜人群

肩周炎、冈上肌炎、肱二头肌长头肌腱炎患者及肩部肌肉疼痛者，特别是有关节内粘连者。

### （2）不适宜人群

肩关节周围骨折未愈合者及颈椎肿瘤患者。

### （3）做法与步骤

第一节：上肢下垂摆动

自然站立，身体稍向前倾，患肩自然下垂，做向前、向后摆臂练习，内外环绕摆臂练

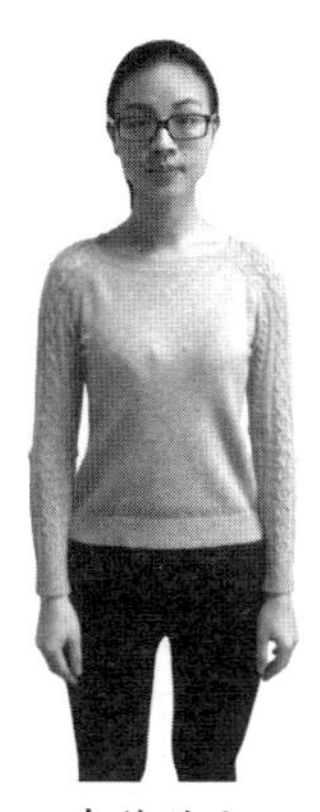

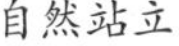

自然站立

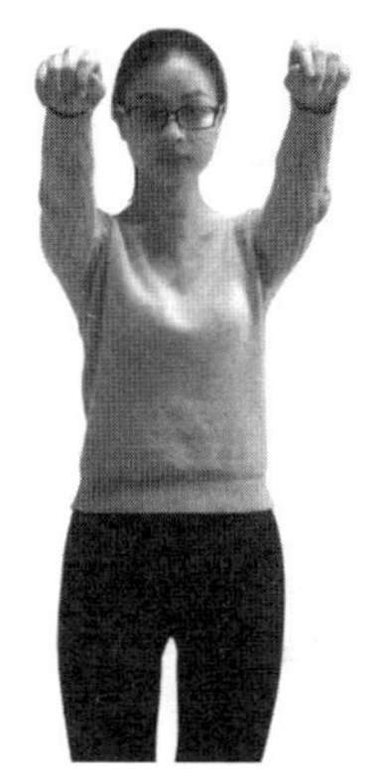

向前摆

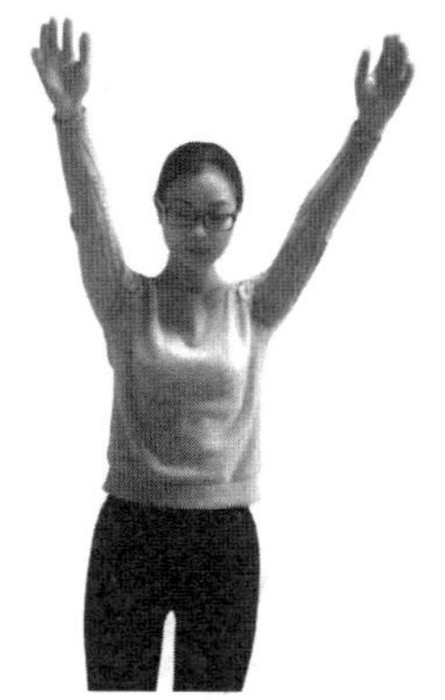

向后摆

习，以增大肩关节运动范围，摆动幅度可逐渐加大。

第二节：手持体操棒上举

立位，两手持体操棒，做两直臂同时上举练习，以健肢带动患肢，到感觉疼痛处停止，坚持5秒，放下。

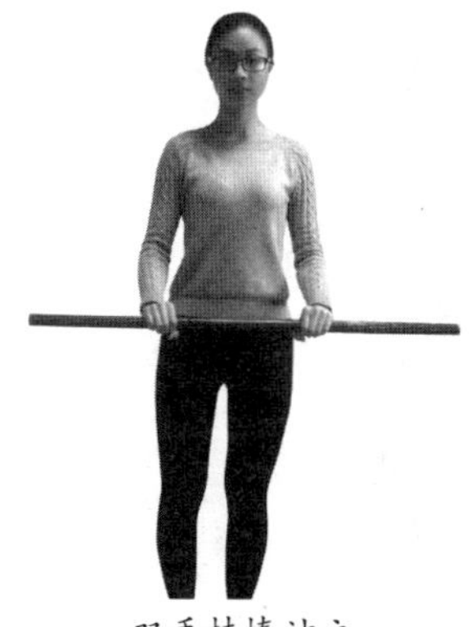

双手持棒站立

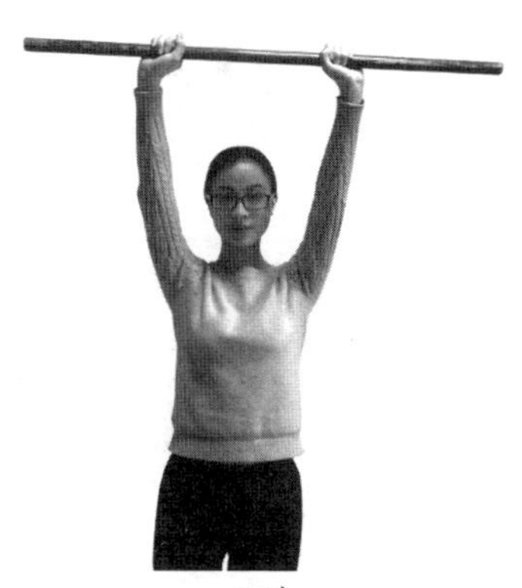

上举

第三节：手持体操棒摆动

立位，两手持体操棒，做两前臂左右摆动练习，以健肢带动患肢，到感觉疼痛处停止，坚持5秒，放下。

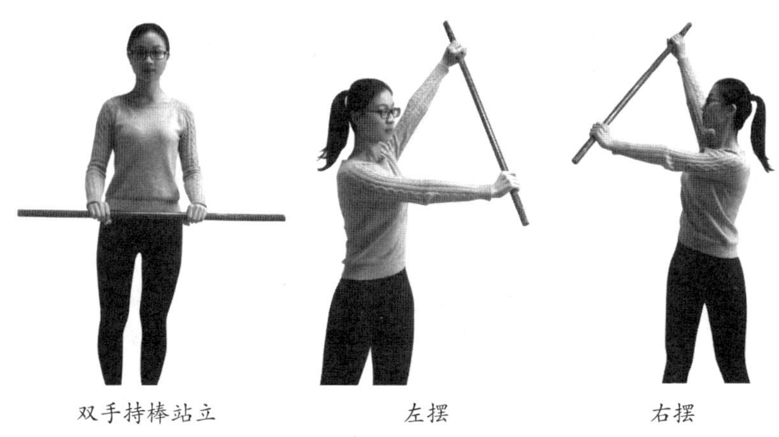

双手持棒站立　　左摆　　右摆

第四节：手持体操棒后伸

立位，两手在身后持体操棒，做两臂后伸动作，以健肢带动患肢，到感觉疼痛处停止，坚持5秒，放下。

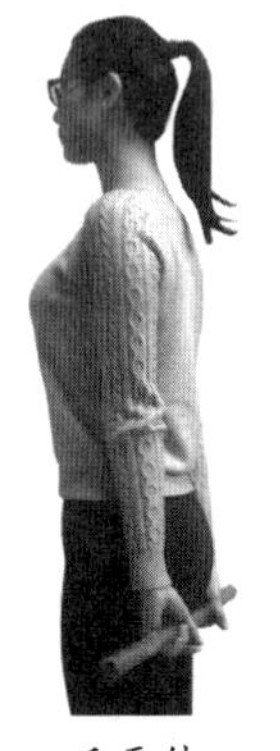

后平伸

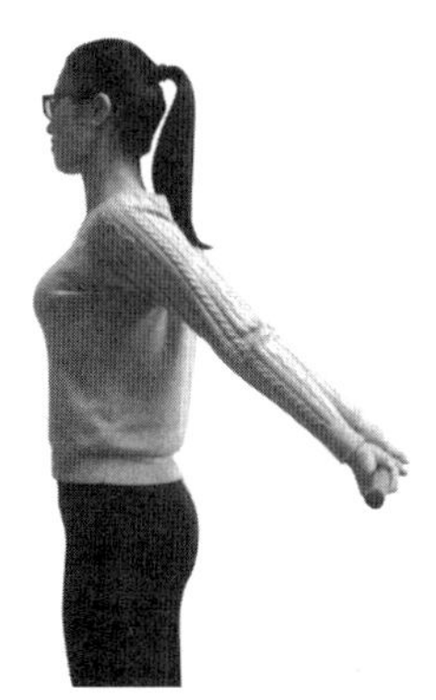

上伸

第五节：双手摸背

自然站立，患臂后伸内旋，用患手背贴后背，从腰骶部逐渐向上（可用健手帮助），到感觉疼痛处停止，坚持5秒，放下。

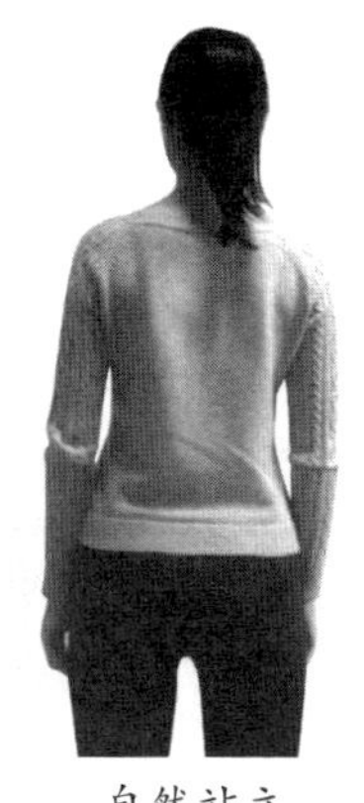

自然站立

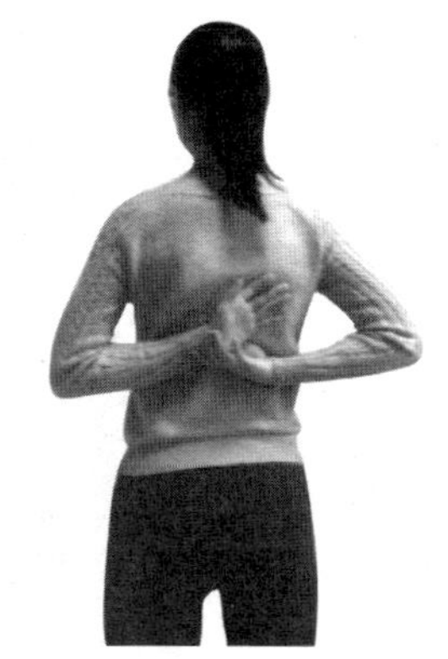

手贴后背

第六节：两臂开合练习

立位，两臂在胸前交叉，手摸对侧肩关节，然后两臂张开伸直，到感觉疼痛处停止，坚持5秒，放下。

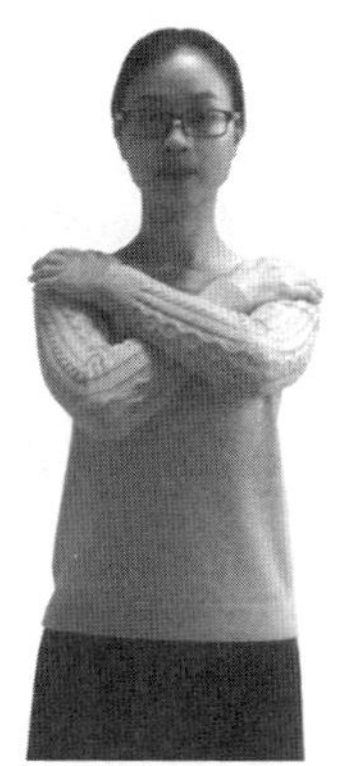

两臂胸前交叉

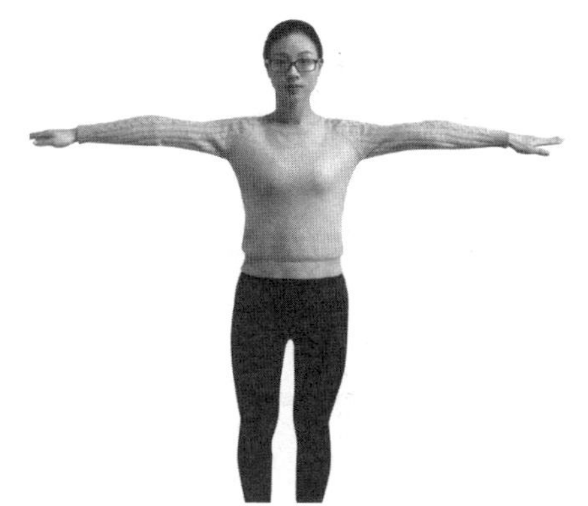

两臂张开

第七节：肩梯练习

立位，以患手爬梯，逐级爬上，增大肩关节前屈幅度，到感觉疼痛处停止，坚持5秒，放下。

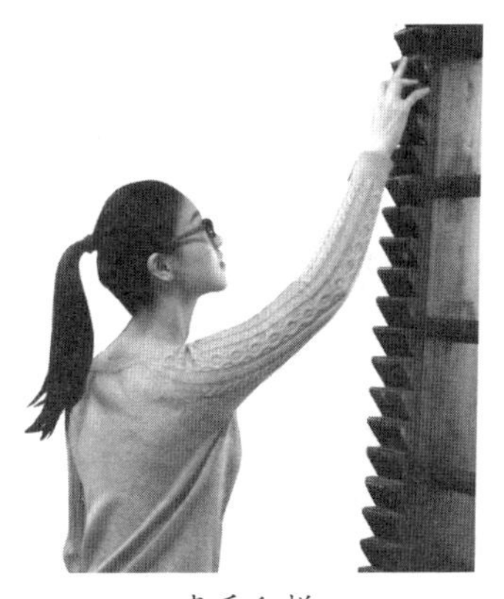
患手爬梯

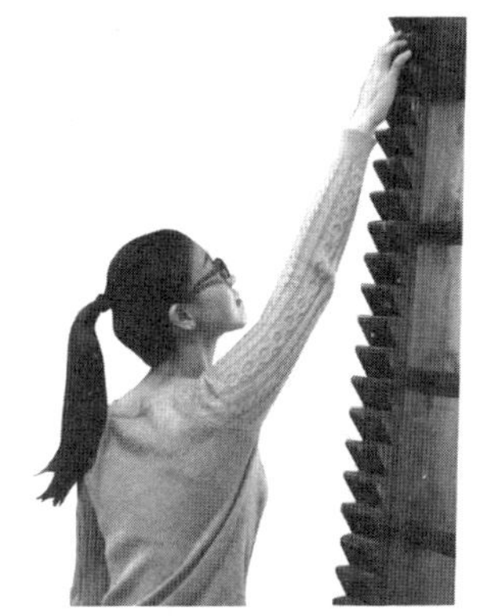
患手伸直

第八节：肋木练习

立位，两手扶肋木，蹲坐，牵伸肩关节，活动范围不超过疼痛角度。

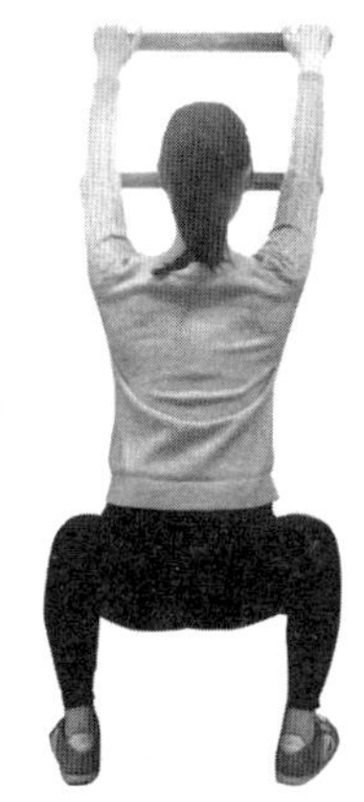
蹲坐

## （4）注意事项

每天的锻炼次数因人而异，一般情况下为每节重复8～10 次，每天3 次。以锻炼后不引起明显疼痛或原有症状不加重为宜。

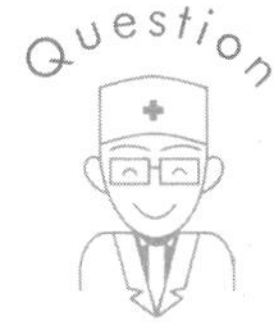


# 3. 简易腰腿保健操

### （1）适宜人群

腰椎退行性变或腰肌劳损患者。

### （2）不适宜人群

重度腰椎间盘突出伴有马尾症状、腰椎肿瘤、腰椎结核及重度腰椎椎体骨质疏松者。

### （3）做法与步骤

正确的姿势（卧姿、坐姿、站姿等）、正确的搬运重物的动作可以减轻腰椎的负荷，防止腰椎间盘突出的发生，并有效维持腰椎的稳定性。

## 增强腰椎周围肌群肌力

第一节：仰卧位挺胸

仰卧于床上，挺起胸部和肩部，吸气，放下，呼气。

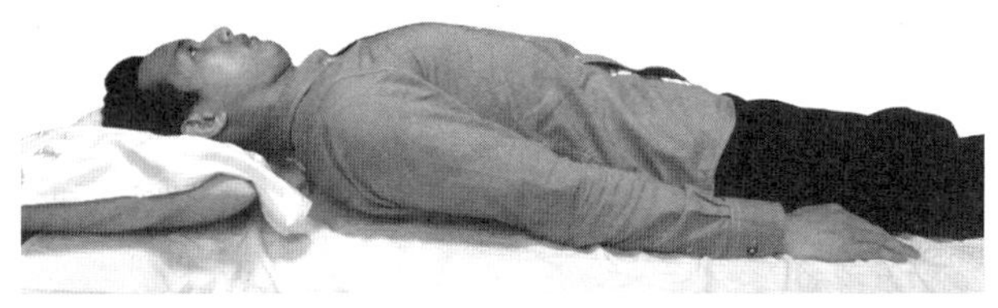

第二节：半桥式运动

仰卧于床上，双腿伸直并拢抬起臀部，挺腰，吸气，放下，呼气。

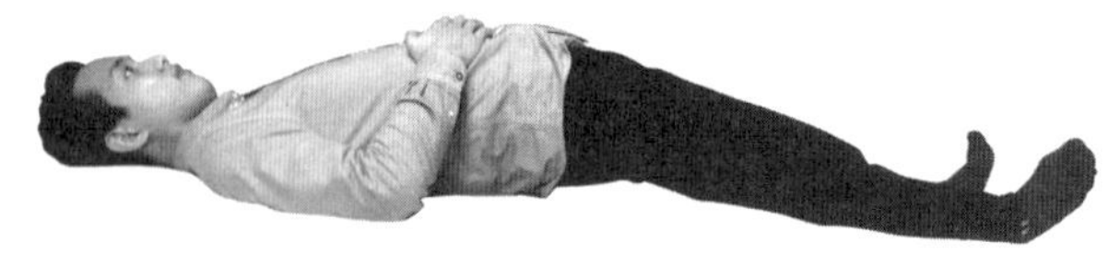

第三节：桥式运动

仰卧于床上，两腿屈曲，抬起臀部同时挺胸挺腰，吸气，放下，呼气。

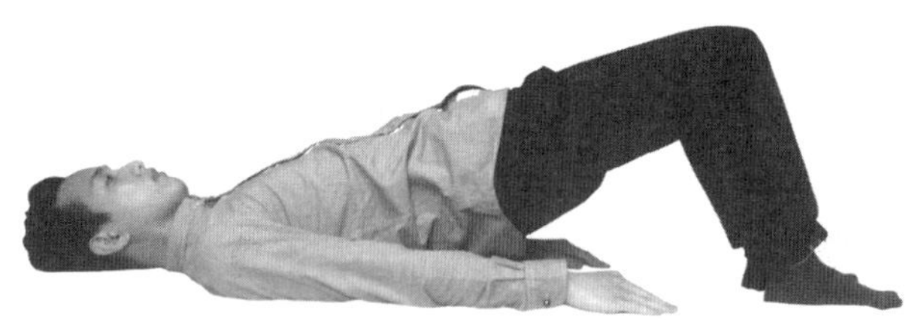

第四节：抬头挺胸

俯卧下用双臂撑起上身，抬头，腹部不离床面。

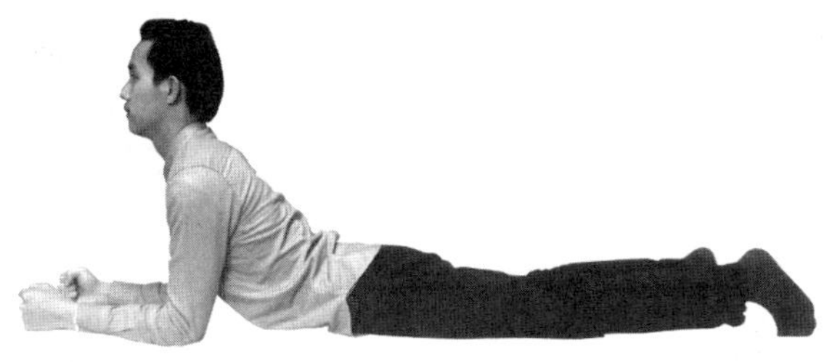

第五节：挺身运动

俯卧，抬起上身，两臂及两腿伸直。

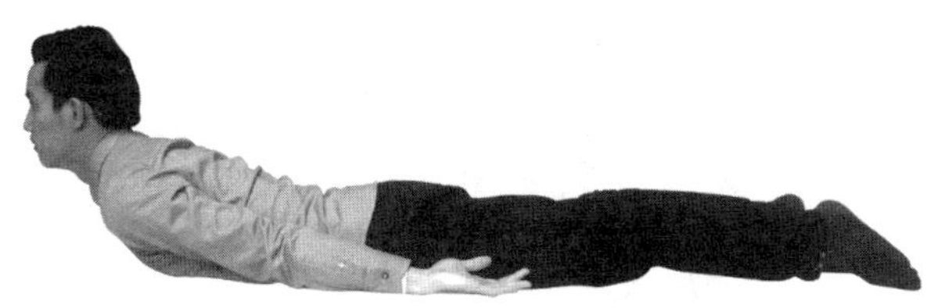

## 增强腹肌肌力

第一节：抬单腿

膝部伸直，轮流抬起一条腿，然后放下。

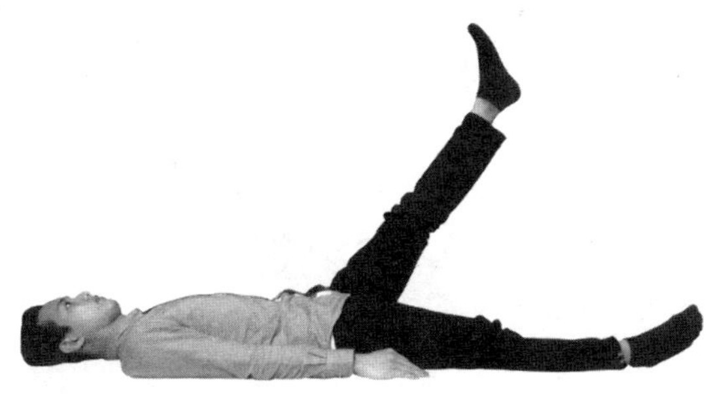

第二节：抬双腿

两腿伸直并拢抬起，吸气，放下时呼气。

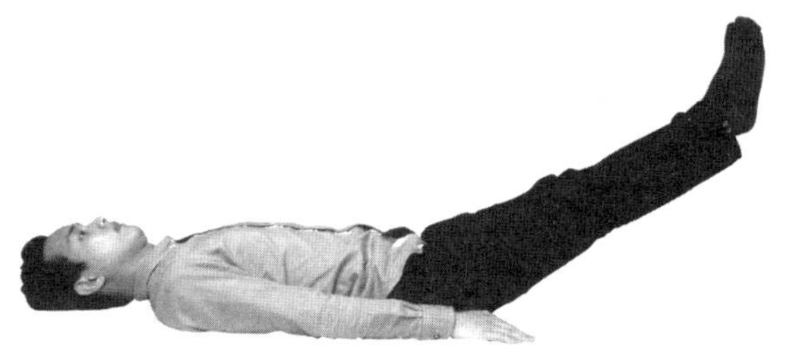

第三节：仰卧起坐

仰卧位抬头或坐起手触足尖。

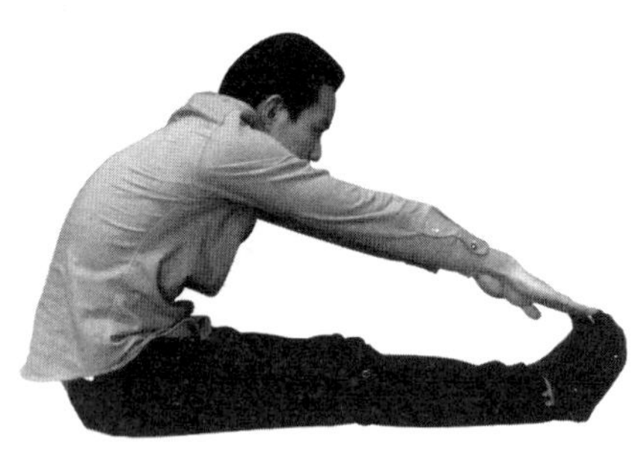

## 增强臀肌及下肢肌群肌力

第一节：俯卧抬腿

俯卧，两腿伸直，轮流抬高。

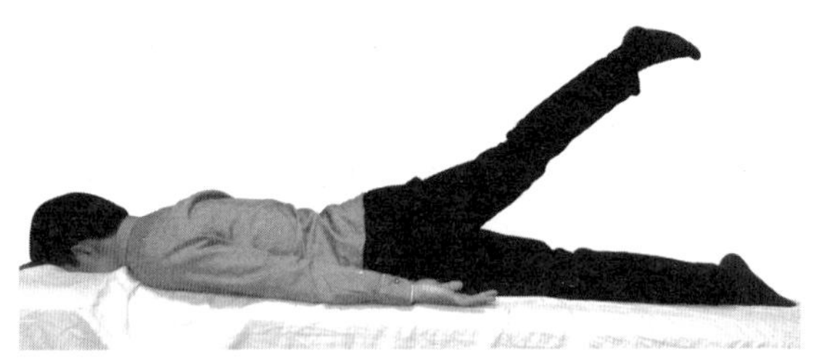

第二节：侧卧抬腿

侧卧，一腿伸直尽量抬高，先左侧卧再向右侧卧。

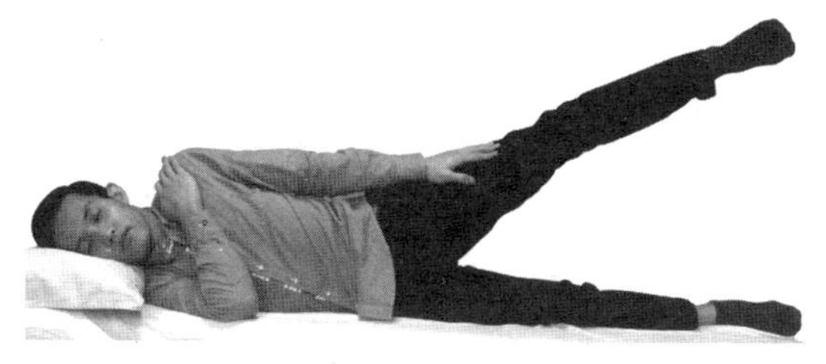

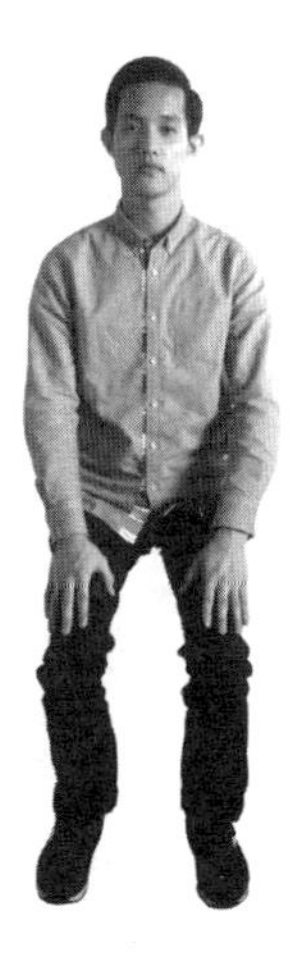

第三节：靠墙下蹲

背靠墙站立，向前走30厘米。在收紧腹肌的同时缓慢屈膝45°，保持5秒，然后缓慢回到站立姿势。

## 增加腰背活动度

第一节：上肢平举

自然站立，双手前平举、侧平举，然后放下。

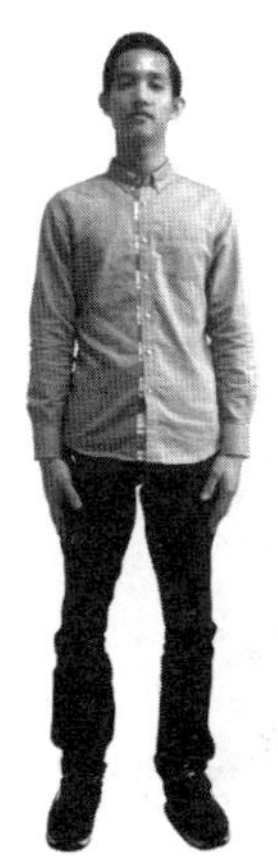

自然站立

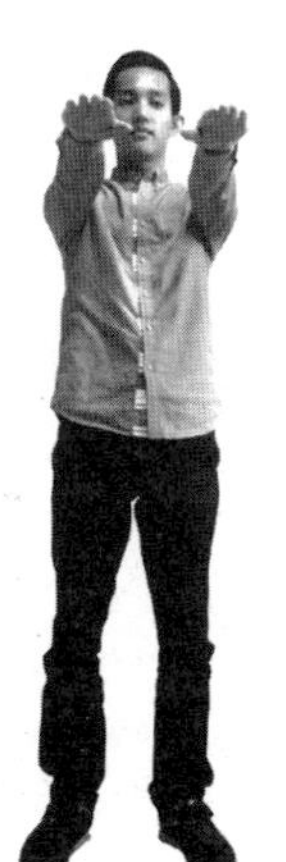

前平举

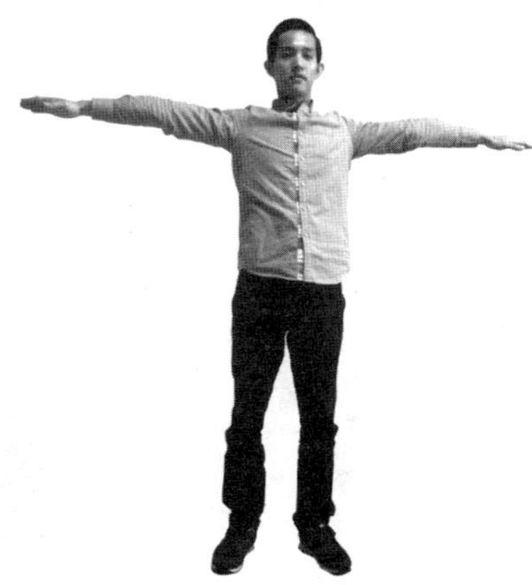

侧平举

第二节：屈伸运动

双手叉腰，先弓背后挺胸。弓背时两肘向前，挺胸时肘向后。

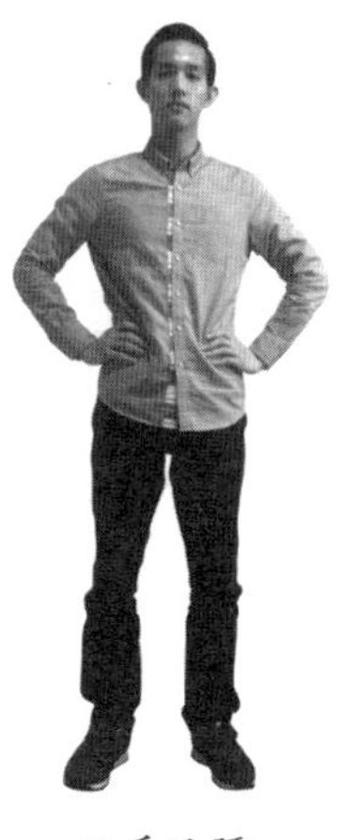

双手叉腰

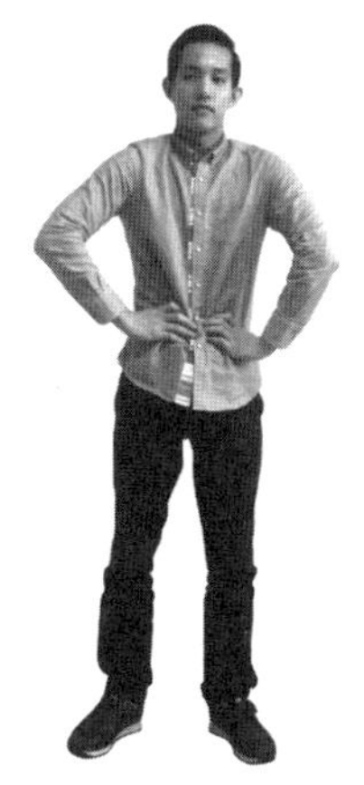

弓背

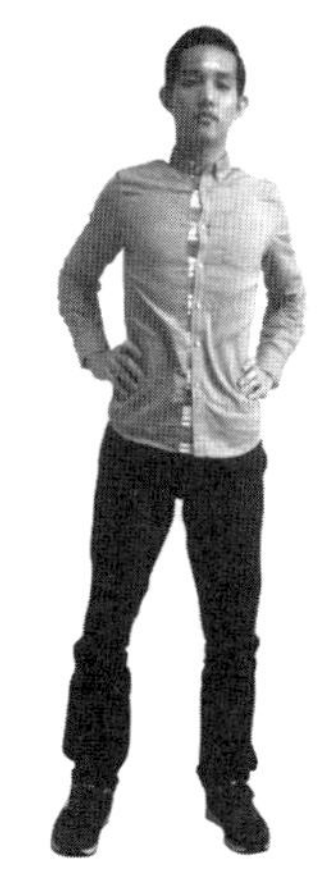

挺胸

第三节：叉腰转体

双手叉腰，左手经前方、侧方向后斜上举，目视左手向左转腰，还原，两侧交替。

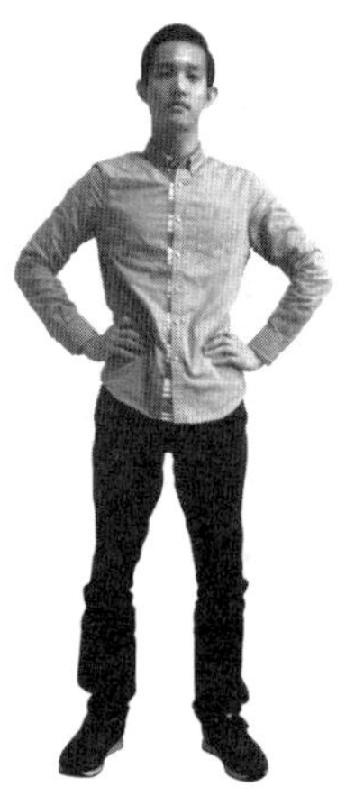

叉腰站立

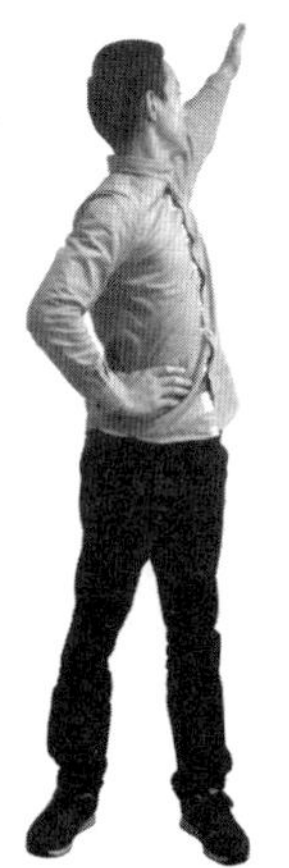

左斜上举

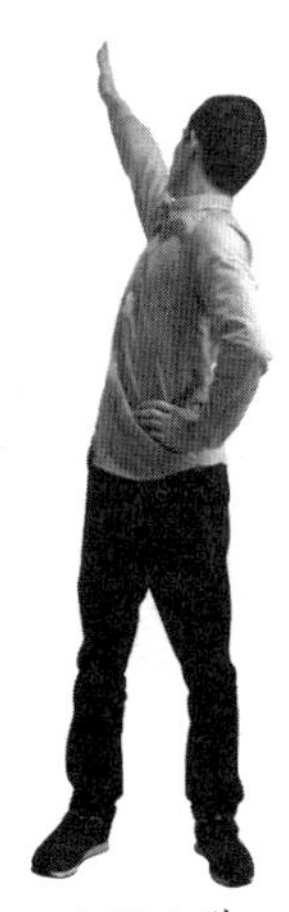

右斜上举

### 第四节：侧弯运动

双手叉腰，向左弯腰，左手垂直下伸，右手沿胸壁向上滑移，还原，两侧交替。

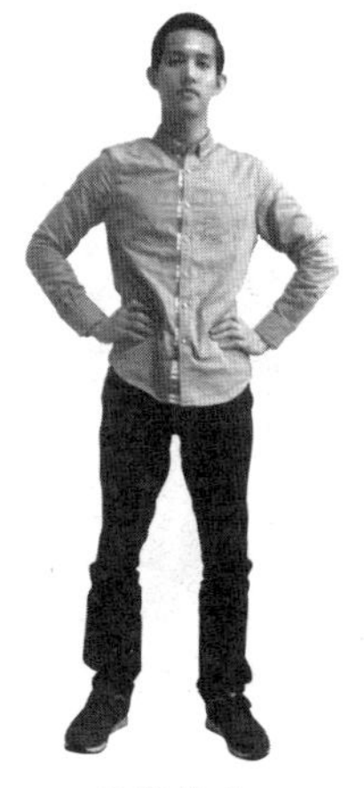

叉腰站立

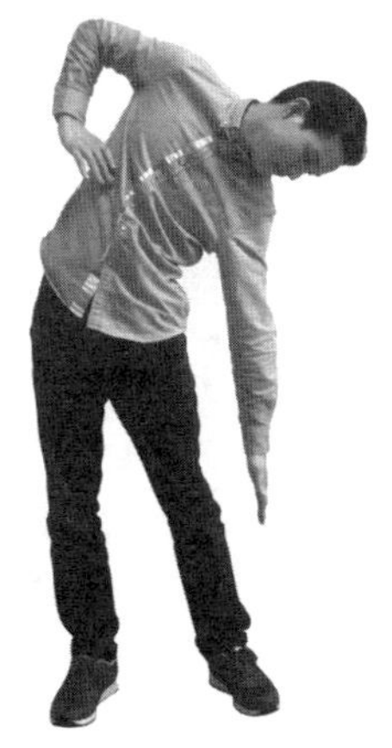

向左弯腰

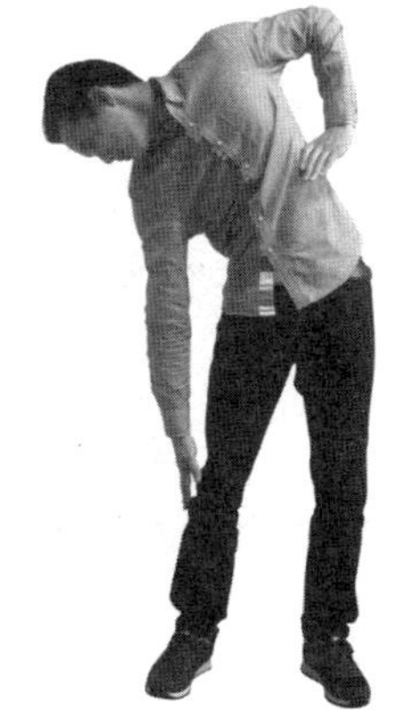

向右弯腰

### 第五节：抱膝弯腰

自然站立，弯腰抱住左小腿拉向胸部，还原，两侧交替。

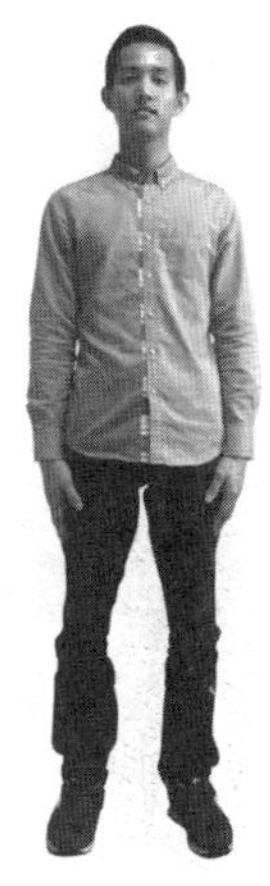

自然站立

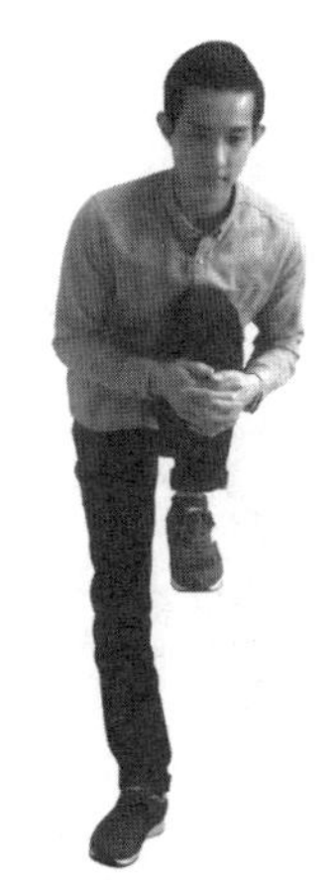

弯腰抱住左小腿

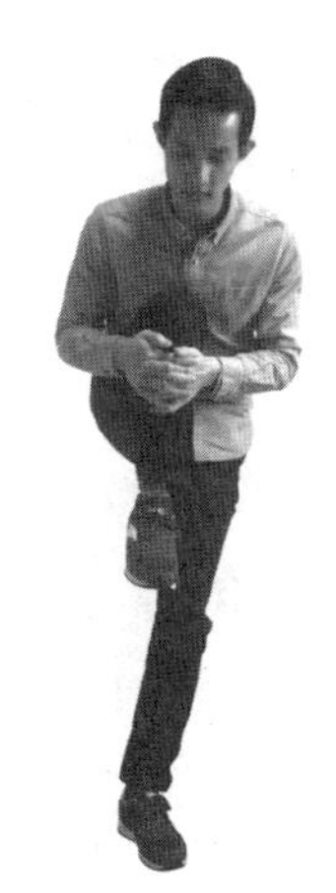

弯腰抱住右小腿

第六节：弯腰转体

两手侧平举，两腿伸直分开；弯腰以右手触左足，左手右上举，还原，两侧交替。

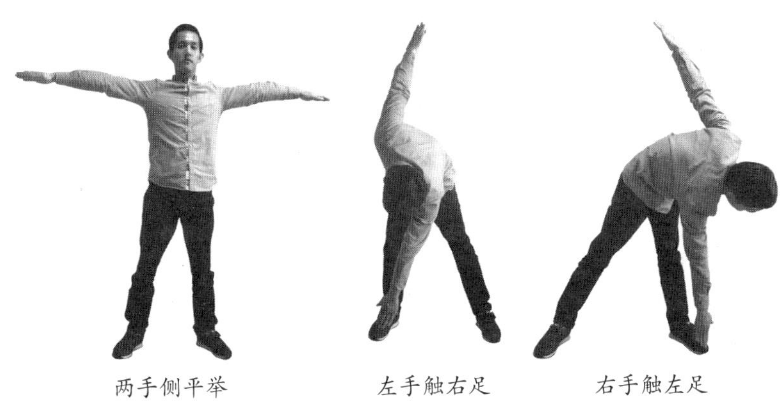

两手侧平举　　左手触右足　　右手触左足

第七节：前抬腿

站立位，双足分开，与肩同宽，双手叉腰，拇指在前，左腿抬起向前踢出，尽量抬高伸直，还原，两侧交替。

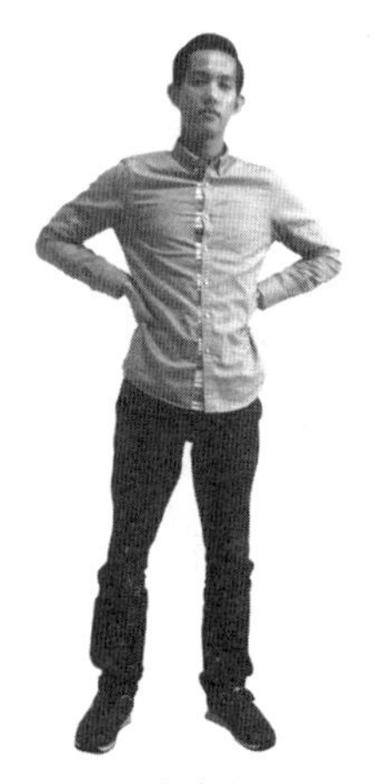

叉腰站立

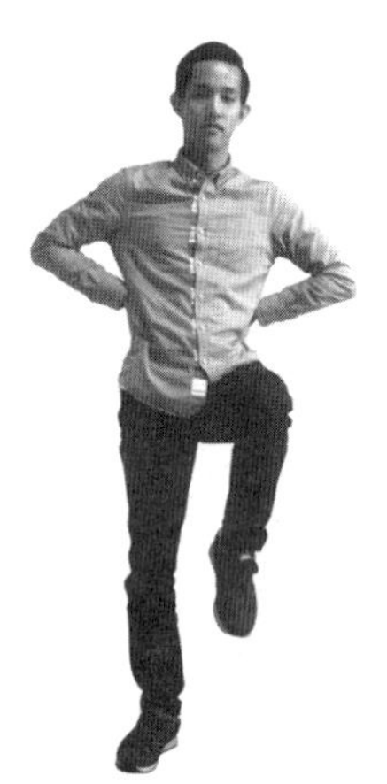

左腿抬起向前

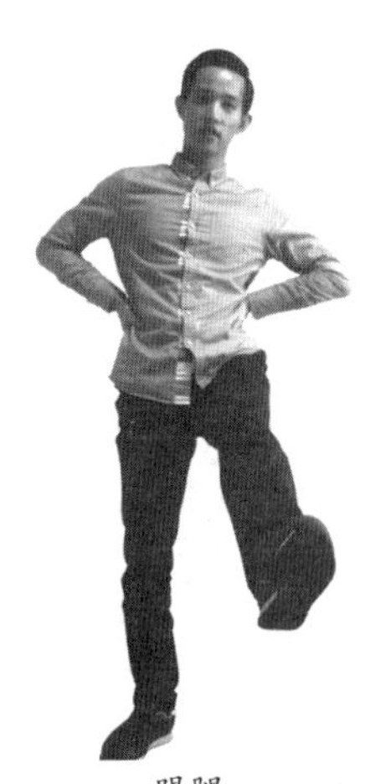

踢腿

第八节：后伸腿

自然站立，双足分开，与肩同宽，两手垂于体侧，左腿尽量直腿后伸，同时双臂上扬，头尽量后仰，还原，两侧交替。

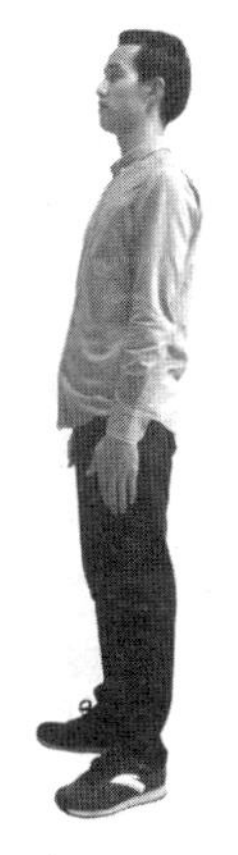

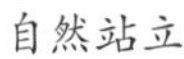

自然站立

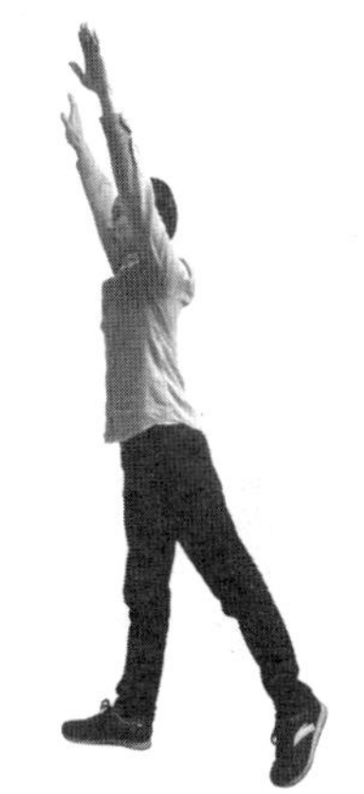

左腿后伸

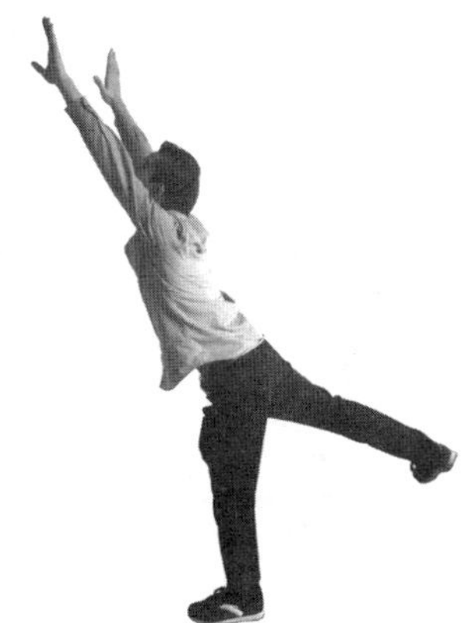

右腿后伸

第九节：弓步运动

自然站立，左腿前迈一步成弓步，双手扶在左膝上，双臂伸直，两肘弯曲，上身随之向下移动，贴近左膝，还原，两侧交替。

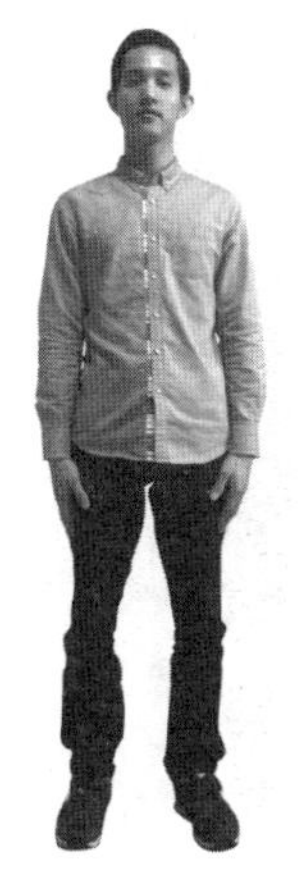

自然站立

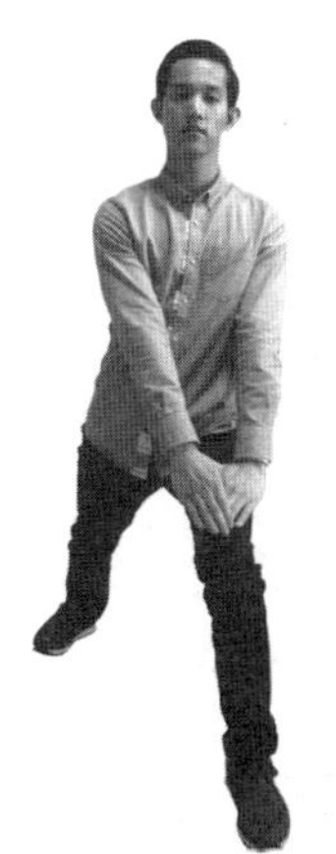

左弓步

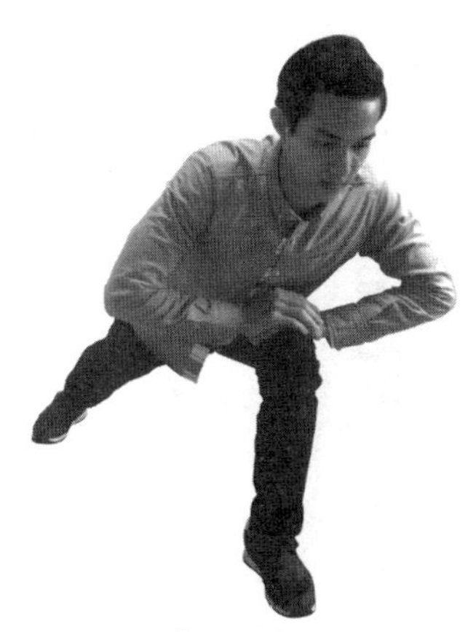

上身贴近左膝

**第十节：磨腰**

双手叉腰，依次向左、右、右前方弯腰，然后反方向做。

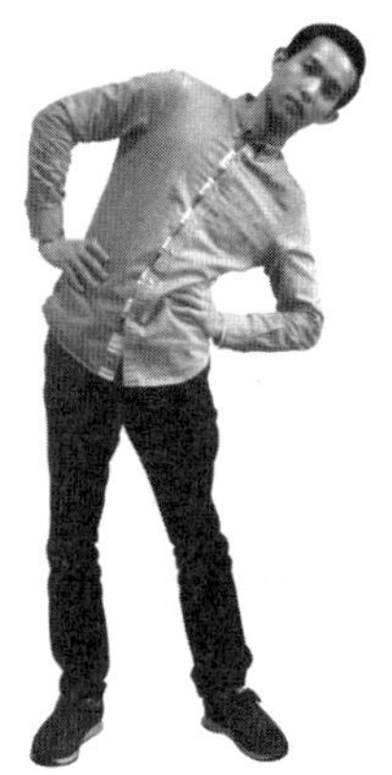

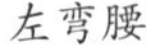

左弯腰

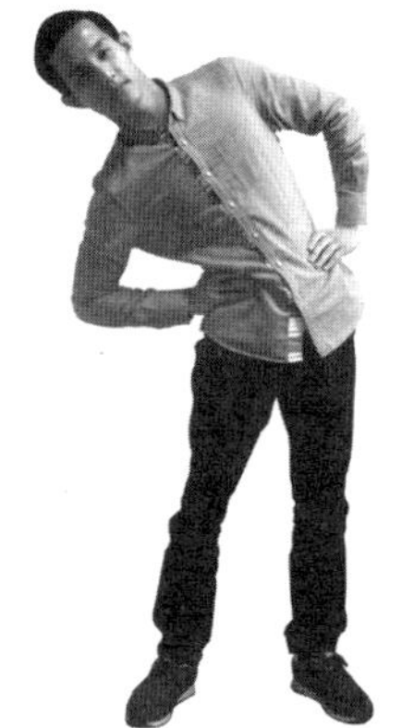

右弯腰

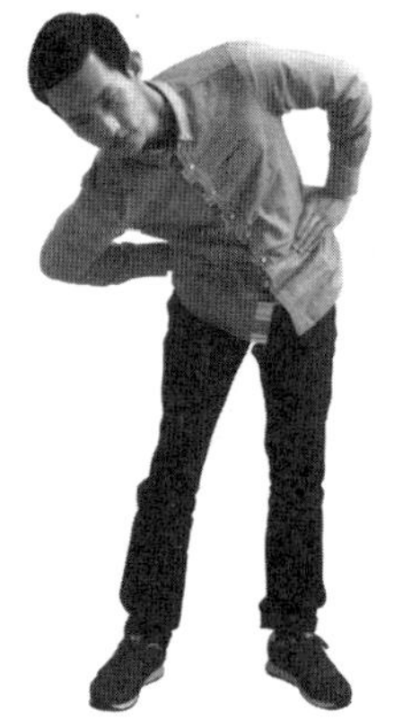

右前方弯腰

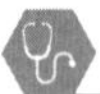

## 放松

腰微屈，两手在身前交叉；两手上举过头，同时抬头吸气；两手分开、放下，同时弯腰呼气。

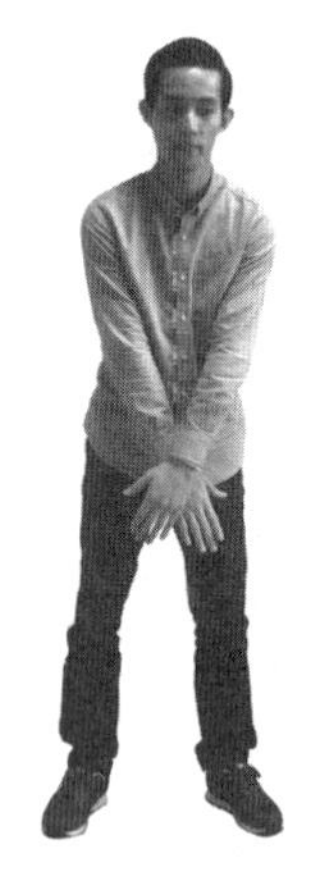

腰微屈

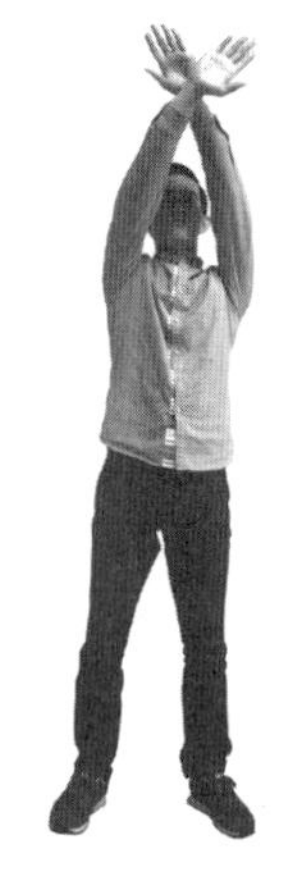

两手上举过头

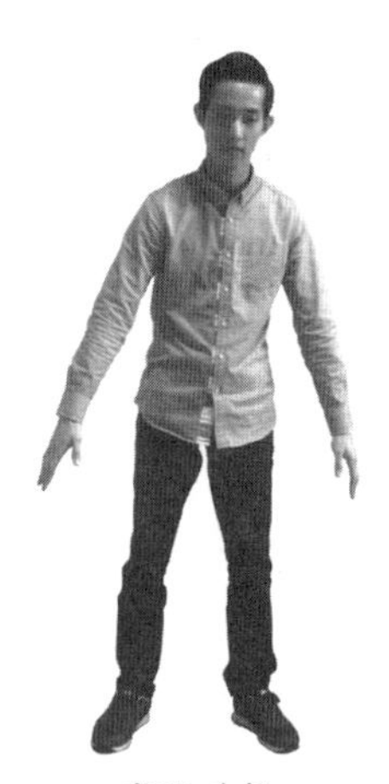

弯腰呼气

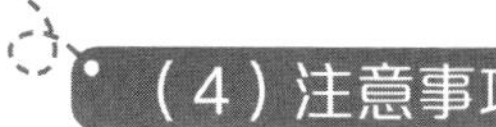

### （4）注意事项

◎每天的锻炼次数因人而异，一般情况下为每节8～10 次，每天3 次。以锻炼后不引起疼痛和原有疼痛不加重为宜。

◎腰椎向前滑脱和腰椎椎管狭窄者，应避免做腰椎过度后伸练习。

◎对有腰椎陈旧性压缩性骨折尤其伴有骨质疏松的患者，不宜做向前弯腰动作。

◎对于因外伤而引起腰椎不稳者，做操时髋关节屈曲不宜超过90°。

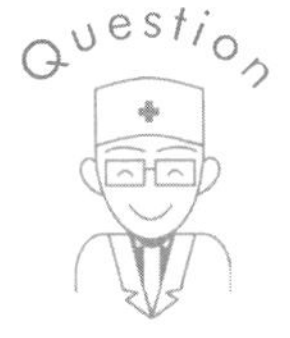


# 4. 简易膝关节保健操

## （1）适宜人群

膝关节退行性变引起的膝骨性关节炎等。

## （2）不适宜人群

膝关节内或周围骨折非稳定期、膝关节结核、膝关节肿瘤和急性化脓性膝关节炎患者。

## （3）做法与步骤

第一节：髌骨运动

坐位，膝关节保持伸直，用力收缩股四头肌，坚持5秒，然后放松，重复20～40次。

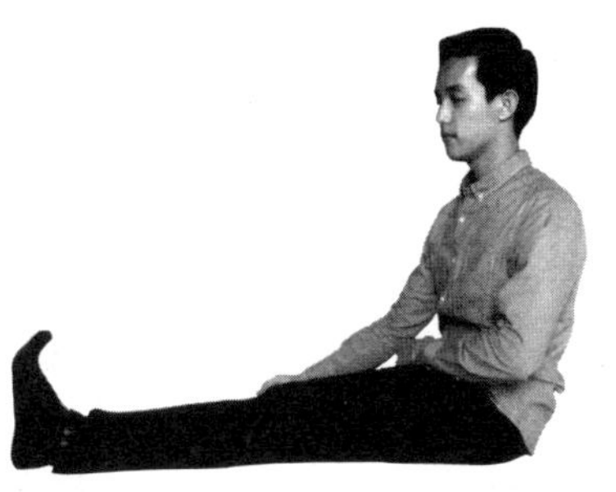

第二节：伸膝运动

坐位，屈膝90°，小腿下垂。伸展一侧膝关节到180°，坚持5～10秒，然后复原，休息5秒，重复10次，两侧交替。

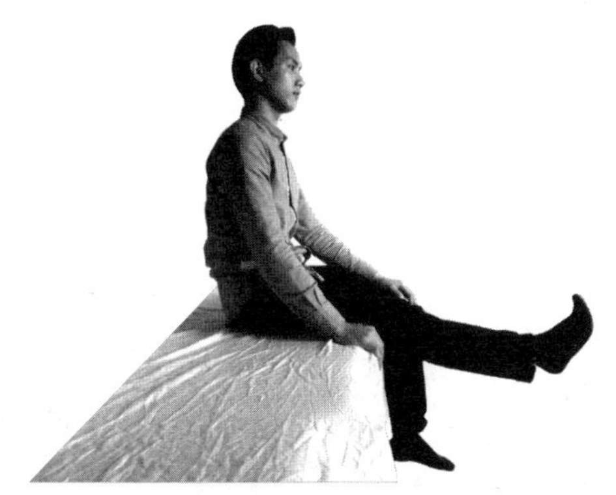

第三节：直腿伸腿运动

立位或仰卧位，患腿在直膝姿势下举起30°，膝关节保持伸直，坚持5秒，然后放下，休息5秒，重复10次，两侧交替。

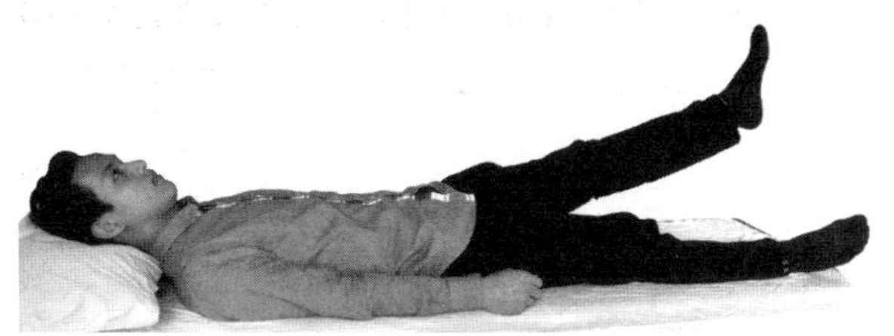

第四节：腘绳肌练习

俯卧位，尽量屈膝，坚持5～10秒，还原，休息5秒，重复10次，两侧交替。

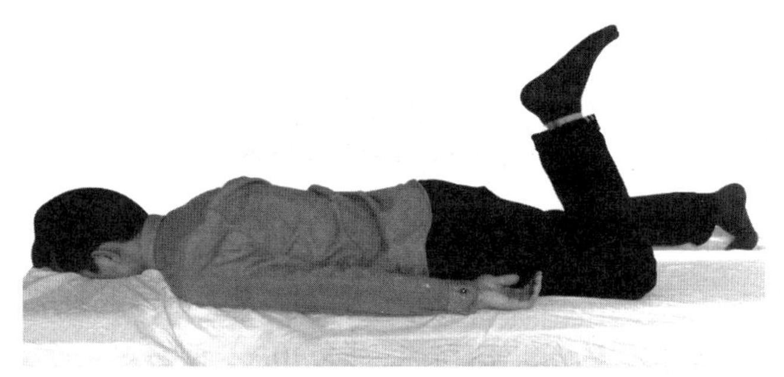

第五节：内收肌练习

仰卧位，两大腿内侧放置枕头，夹紧，坚持5～10秒，还原，休息5秒，重复10次。

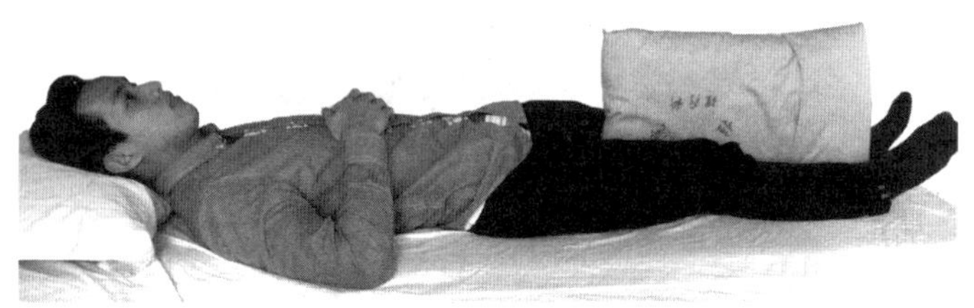

第六节：外展肌练习

侧卧位，一侧膝关节伸直，尽量外展，坚持5～10秒，还原，休息5秒，重复10次，两侧交替。

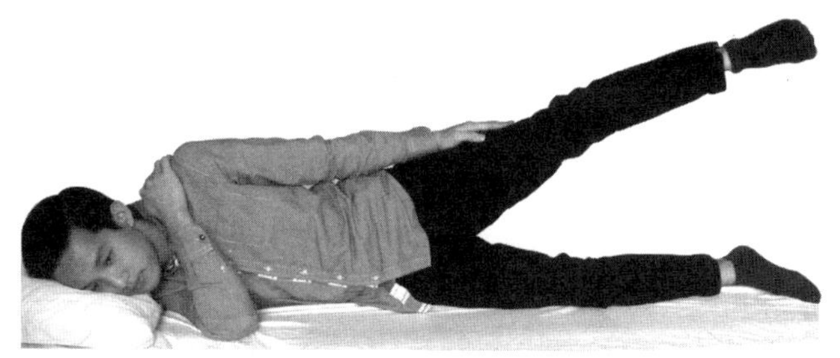

### （4）注意事项

◎练习力度以不引起膝关节疼痛为度。

◎有膝关节腔积液时不做练习。

◎练习后次日若膝关节疼痛加重，应降低训练强度或停止练习。